O.W. BARTH

ULRICH OTT
JANIKA EPE

Gesund durch Atmen

Ein Neurowissenschaftler erklärt die Heilkraft der bewussten Yoga-Atmung

O.W. BARTH

Besuchen Sie uns im Internet:
www.ow-barth.de

FSC
www.fsc.org
MIX
Papier | Fördert gute Waldnutzung
FSC® C083411

Ein Imprint der Verlagsgruppe
Droemer Knaur GmbH & Co. KG, München

Fotos: Anna Voelske
Covergestaltung: ZERO Werbeagentur, München
Satz: Daniela Schulz, Rheda-Wiedenbrück
Druck und Bindung: CPI books GmbH, Leck
ISBN 978-3-426-29276-1

8 10 9 7

Gewidmet einer tiefen Wahrheit:
Verbundenheit aller Liebenden im Herzen.
Ulrich Ott

Mit Dankbarkeit für alle, die da waren,
da sind und da sein werden.
Für die tapferen 36 und meine Eltern –
weil Leben mit Herz das ist, was zählt.
Janika Epe

INHALT

VORWORT VON ULRICH OTT

Atmen ist lebensnotwendig. Das ist klar. Wer aufhört zu atmen, stirbt nach wenigen Minuten. Nicht zu atmen ist also äußerst ungesund. Aber kann das bewusste Atmen auch die Gesundheit fördern, wie es der Buchtitel verspricht? Wir beantworten diese Frage mit einem eindeutigen Ja. Und wir erklären Ihnen in diesem Buch ausführlich, warum das so ist und wie es konkret funktioniert. Wir leiten Sie dazu an, verschiedene Atemtechniken zu erlernen und zu nutzen, um Ihr Wohlbefinden zu steigern. Wenn Sie Ihre Körperwahrnehmung verbessern, tiefe Entspannung und geistige Sammlung erfahren möchten, dann bietet Ihnen dieses Buch effektive Werkzeuge, um dies zu erreichen.

In meinen beiden Büchern *Meditation für Skeptiker* (2010) und *Yoga für Skeptiker* (2013) hat das Atmen auch schon eine wichtige Rolle gespielt. Die Beobachtung der Empfindungen beim Atmen diente dem Einstieg in die Meditation. Und die Atemtechniken des Yoga, das sogenannte *Pranayama,* habe ich im zweiten Buch bereits vorgestellt. Im vorliegenden Buch finden sich dieselben Techniken wieder, hier jedoch nicht nur als kurze Übungen zum Kennenlernen präsentiert, sondern eingebunden in ein Trainingsprogramm, das sich über acht Wochen erstreckt. Meine Mitautorin Janika Epe hat dieses Training konzipiert und im Rahmen ihrer Doktorarbeit auf seine Wirkungen hin untersucht.

In diesem Buch finden Sie alle Informationen, die Sie zum Erlernen und selbstständigen Praktizieren der Übungen benötigen. Allerdings erfordert dies etwas Selbstdisziplin, Ausdauer und Beharrlichkeit. Auf der Website zum Buch finden Sie außerdem Videoanleitungen, die die

Beschreibungen im Text und die zahlreichen Abbildungen ergänzen. Ein solches Training ist in einer Gruppe unter fachkundiger Anleitung sicherlich leichter zu absolvieren. Wir hoffen daher, dass sich auch YogalehrerInnen von unserem Trainingskonzept überzeugen lassen und ihr Angebot um entsprechende Kurse erweitern.

Für mich persönlich ist – nach einer langen Suche und dem Experimentieren mit vielen Techniken – das bewusste Atmen am Ende zur wichtigsten Übung geworden, die mich zu mir selbst führt und durch den Alltag begleitet. Mit dem Atmen in den Bauch stellen sich tiefe Ruhe, innerer Frieden und Gelassenheit ein; mit dem Atmen in den Brustraum weitet sich das Herz, es entstehen mitfühlende Offenheit, Akzeptanz und Liebe; mit dem achtsamen, bewussten Atmen wird der Geist still, klar und frei für die Wahrnehmung der lebendigen Gegenwart als einem Ganzen. Immer wieder verbinden sich dann die Wahrnehmungen aus Bauch, Herz und Geist zu einem einheitlichen Bewusstseinsraum. Ich wünsche Ihnen, dass die Übungen in diesem Buch auch für Sie zu einem alltäglichen Begleiter werden und heilsame Wirkungen auf körperlicher, seelischer und geistiger Ebene entfalten.

Ich danke der Fotografin Anna Voelske und den Mitarbeitern des Verlags für ihre Begeisterung und das außerordentliche Engagement, mit dem sie zum Gelingen dieses Buchprojekts beigetragen haben.

Gießen, im März 2018

VORWORT VON JANIKA EPE

Was kann man Menschen an die Hand geben, damit sie sich im Alltag besser selbst *regulieren,* das heißt, besser selbst in Balance bringen können? Was kann man ihnen mitgeben, das sie im entscheidenden Augenblick tatsächlich zur Verfügung haben und umsetzen können? Das ist eine Frage, die mich viel beschäftigt hat.

In einer vorangegangenen Studie haben wir die Wirkung der Verlängerung des Atems untersucht. Es fiel auf, dass die TeilnehmerInnen des durchgeführten Trainings durch die Beschäftigung mit dem Atem zur Ruhe kamen und sich ihrem Körper zuwenden konnten. Auch habe ich vermehrt die Rückmeldung bekommen, dass der Atem den TeilnehmerInnen im Alltag bewusster wurde und sie begonnen haben, ihn häufiger zu beobachten. Fast alle haben über das Training hinaus mit dem Atem geübt und ihn als Hilfsmittel genutzt. Es war nicht schwierig für sie, sich darauf einzulassen, mit dem Atem zu arbeiten. Der Atem ist so präsent, real und natürlich, dass es leichter ist, sich ihm zuzuwenden, als mit Skepsis eine Meditation zu praktizieren, deren Wirksamkeit man möglicherweise noch insgeheim infrage stellt.

Bei den Vorbereitungen zu diesem Training haben wir uns dazu entschieden, diesen Vorteil zu nutzen und ein Programm mit vier Atemtechniken zu konzipieren, die den TeilnehmerInnen wie Werkzeuge zur Selbstregulation dienen sollen. Die TeilnehmerInnen des Trainings waren gesunde Erwachsene, die Interesse an der Arbeit mit dem Atem als Methode zur Selbstregulation hatten.

Um das durch die Untersuchung gewonnene Wissen an Sie weiterzugeben, haben wir dieses Buch geschrieben.

Zum Abschluss möchte ich mich noch bei den tapferen TeilnehmerInnen des Trainings bedanken, die viele Stunden konzentriert atmen und dabei unzählige Messungen über sich ergehen lassen mussten. Dadurch können Sie nun dieses Buch in den Händen halten und wissen: Dieses Training haben tatsächlich schon Leute gemacht, und sie haben die positiven Wirkungen des bewussten Atmens erfahren und bestätigt. Für die Unterstützung bei der Trainingskonzeption möchte ich meinen Ausbildern im Yoga, Jürgen und Cornelia Slisch, ganz herzlich danken. Danke auch an den Verlag für den Vertrauensvorschuss und die Möglichkeit, dieses Projekt zu realisieren.

Gießen, im März 2018

EINFÜHRUNG

Das Atmen ist ein lebensnotwendiger physiologischer Vorgang, der fortwährend – also auch gerade in diesem Moment bei Ihnen – automatisch gesteuert abläuft. In diesem Buch geht es darum, die Atmung mit Techniken aus dem Yoga bewusst zu machen und zu steuern, die als *Pranayama* bezeichnet werden (die Wortbedeutung wird weiter unten noch erklärt). Sie benötigen jedoch keinerlei Vorerfahrungen mit Yoga. Dieses Buch richtet sich an alle Menschen, die Atemübungen im Alltag nutzen möchten, um bestimmte Wirkungen zu erzielen, wie beispielsweise tiefe Entspannung, erhöhte Konzentration oder innere Ausgeglichenheit.

Bevor wir die vier zentralen Atemtechniken des Trainings vorstellen, erfahren Sie in dieser Einführung zunächst etwas zu Besonderheiten der Atmung als einem Bindeglied zwischen Körper und Psyche, durch die sie sich als herausragendes Werkzeug für die Selbstregulation von Aufmerksamkeit und Emotionen und für die Erweiterung des eigenen Bewusstseins erweist.

Die Atmung: Bindeglied zwischen Körper und Psyche

In der hektischen Betriebsamkeit des Alltags kann es leicht passieren, dass wir unseren Körper kaum noch beachten. So viele Informationen aus der Außenwelt strömen auf uns ein, füllen unser Bewusstsein aus und fordern uns zum Reagieren auf, dass der eigene Körper als Bestandteil der Wirklichkeit ganz in den Hintergrund gerät.

Die Verteilung unserer geistigen Ressourcen gestalten wir dabei nur selten bewusst, sondern in der Regel weitgehend automatisch. Wir möchten Sie dazu einladen, selbst zu entscheiden und zu steuern, worauf Sie Ihre Aufmerksamkeit richten, und die Atmung zu nutzen, um Ihr Körperbewusstsein zu steigern.

Um Ihnen zu verdeutlichen, wie das bewusste Atmen generell auf das Bewusstsein wirkt, möchten wir mit einer kurzen praktischen Übung beginnen. Es ist die einfachste und grundlegendste aller Übungen in diesem Buch, die Sie jederzeit im Alltag und auch vor den spezifischen Atemtechniken praktizieren können. Wozu das gut ist, erklären wir Ihnen in diesem Fall ausnahmsweise erst im Anschluss, damit Sie ganz offen bleiben und ohne zu viele Erwartungen die Wirkungen der Übung auf sich selbst studieren können.

> Setzen Sie sich bitte bequem hin und beobachten Sie Ihre Atmung für ungefähr eine Minute, ohne sie aktiv zu beeinflussen, am besten schließen Sie dazu Ihre Augen. Sie können Ihrem Zeitgefühl vertrauen oder einen Wecker stellen, je nachdem, was Sie bevorzugen.

Bitte lesen Sie nicht weiter, sondern machen Sie die Übung jetzt – sonst ergeben die nachfolgenden Ausführungen keinen Sinn!

●

Wir möchten nun einige Effekte beschreiben, die typischerweise durch diese Übung hervorgerufen werden. Und wenn Sie die Übung wirklich gemacht haben, können Sie überprüfen, inwiefern Sie das Gleiche auch erfahren haben. Durch das Ausblenden der Umgebung und das Wahrnehmen der eigenen Atmung ist man mehr »bei sich«. Der eigene Atemrhythmus kann etwas Beruhigendes haben, weil es sich um einen Vorgang handelt, der im Vergleich zu unseren gedanklichen Prozessen deutlich langsamer abläuft. Vielleicht ist Ihnen beim Schauen nach innen aufgefallen, wie es Ihnen momentan geht, ob Sie eher ruhig sind oder aufgeregt und angespannt, ob Sie wach und neugierig sind oder eher müde. Das sind keine Effekte der Atmung selbst, sondern durch die Wahrnehmung des Atemvorgangs wird Ihnen Ihr aktuelles Befinden lediglich bewusster, das vorher nur als diffuses Gefühl im Hintergrund vorhanden war: Sie nehmen deutlicher wahr, wie es Ihnen geht, wie Sie sich fühlen. Der Atem eröffnet den Zugang zu den Gefühlen in Ihnen. Es können aber auch schlichte Körperempfindungen sein, die Ihnen bewusst werden, wie beispielsweise eine Beengung durch Ihre Kleidung, muskuläre Anspannungen in den Schultern oder das Gewicht Ihres Körpers auf der Sitzfläche. Die achtsame Wahrnehmung der Atmung führt uns automatisch in unseren Körper hinein, sodass wir Signale wahrnehmen können, die uns vorher vielleicht entgangen sind. Diese einfache Übung kann uns also im Alltag gute Dienste dabei leisten, besser auf die Bedürfnisse unseres Körpers zu achten, seine Stimme nicht zu ignorieren, die beispielsweise sagt, dass wir langsam etwas essen oder trinken sollten, uns etwas an der frischen Luft bewegen möchten oder zu müde sind, um weiterzuarbeiten.

Ein weiterer Effekt, der Ihnen vielleicht nicht bewusst geworden ist, besteht darin, dass Sie beim Achten auf den Atem ganz in der Gegenwart waren. Die Empfindungen der Atmung treten nur in der Gegenwart auf. Das erscheint Ihnen vielleicht trivial, aber tatsächlich verbringen wir einen Großteil unserer Zeit nicht in der Gegenwart, sondern sind mit Vergangenem und Zukünftigem beschäftigt. Das kann durchaus sinnvoll sein. Es nimmt manchmal aber auch überhand, wenn uns Sorgen vor der Zukunft quälen, wir uns über zurückliegende Geschehnisse fortwährend ärgern und nicht mehr aus dem Grübeln herauskommen. Dann kann bewusstes Atmen eine Auszeit sein bzw. einen Ausstieg ermöglichen, um sich von Gedankenschleifen und negativen Bewertungen zu lösen und in die Gegenwart und zur Besinnung zu kommen.

Bitte wiederholen Sie die Übung nun noch einmal. Nehmen Sie Ihren Atem bewusst wahr und nutzen Sie ihn, um in Ihren Körper hineinzuschauen und zu sich zu kommen. Sie können dabei folgende Leitfragen verwenden:

- Was spüre ich im Körper außer den Atemempfindungen (Gewicht, Temperatur, Berührungen der Kleidung, muskuläre Spannung, zum Beispiel hochgezogene Schultern, »eingefrorener« Gesichtsausdruck)?
- Wie geht es mir? Wie fühle ich mich (Wachheit, Stimmung, Emotionen)?

Und achten Sie darauf, nicht über die Antworten nachzudenken oder sie gar zu bewerten und einen inneren Dialog darüber zu beginnen, sondern von Moment zu Moment neu wahrzunehmen, was gerade in Ihnen ist. Es geht nicht um eine verbal formulierte Antwort, es geht um eine Lenkung der Aufmerksamkeit auf die eigene Innenwelt. Die »Antwort« auf diese Leitfragen sind die Empfindungen und Gefühle selbst, die Sie wahrnehmen. Wechseln Sie also ganz bewusst von einem sprachgebundenen Denk- und Bewertungsmodus in einen Modus des Spürens und Fühlens im Jetzt, von Moment zu Moment.

Das Innehalten mit bewusstem Atmen ist eine wichtige Technik der Meditation, um Achtsamkeit zu entwickeln (Thich Nhat Hanh, 2016). Der bekannte vietnamesische Meditationslehrer Thich Nhat Hanh schreibt im Vorwort zu einem Buch: »Es gibt Menschen, die behaupten, Achtsamkeit beruhe auf einer einzigen Sache – einzuatmen und auszuatmen. Sie haben recht.« (Schneider, 2016, S. 9.)

Die Atemtechniken aus dem Yoga, die Sie in diesem Buch kennenlernen werden, gehen mit einer Schulung der Achtsamkeit einher. Sie haben darüber hinaus jedoch noch weitere konkrete physiologische und psychologische Effekte. Eine aktuelle Zusammenfassung des Forschungsstandes zu psychologischen und neuronalen Wirkungen, die Meditation und Achtsamkeit schon für sich allein genommen haben, finden Sie in dem lesenswerten Buch von Sedlmeier (2016).

Wenn Sie die beschriebene Übung täglich mehrmals wiederholen, wird sie Ihnen zunehmend leichterfallen. Die Bewusstheit des Körpers und des eigenen Befindens nimmt dadurch zu. Parallel zur Verfeinerung Ihrer Körperwahrnehmung kommt es auch zu einer Ausdifferenzierung der neuronalen Landkarten von Ihrem Körper im Gehirn. Eine dieser Landkarten, der somatosensorische Cortex, bildet eine neuronale Repräsentation unserer »Außenhülle« und wird gespeist von den Sensoren in der Haut. Je nach Dichte der Sensoren nimmt die Karte entsprechend viel Raum ein. Die Karten für die beiden Hände sind zum Beispiel wesentlich größer als die für unseren Rücken oder die Beine, die nicht so viele Sensoren enthalten. Daher fällt es uns auch leicht, die Aufmerksamkeit auf unsere Hände zu richten – sie sind wie »Magneten« für die Aufmerksamkeit. Dies wird bei einigen der nachfolgenden Yoga-Übungen genutzt, um entweder mit bestimmten

Handhaltungen die Konzentration zu unterstützen oder durch Auflegen der Hände auf den Körper die Atmung besser wahrnehmen zu können.

Die Empfindungen aus den inneren Organen (»viszerale Afferenzen«) werden hingegen im rechten vorderen Inselcortex repräsentiert. Dort laufen die Informationen aus dem Körper zusammen, die wir abrufen, wenn wir uns fragen, wie wir uns jetzt gerade fühlen (Craig, 2009) – genauso, wie Sie es in den vorangegangenen Übungen getan haben. Das Gehirn ist die zentrale Schnittstelle zwischen dem Körper und der Psyche. Im Folgenden werden einige Befunde der Hirnforschung dazu vorgestellt, inwiefern bei Praktizierenden meditativer Übungen dort Unterschiede festzustellen sind.

Bei Meditierenden mit langjähriger Praxis weisen die beiden oben genannten Hirnregionen im Vergleich mit Kontrollpersonen eine größere Dichte und Dicke der grauen Substanz auf (Fox et al., 2014). Die graue Substanz ist der Anteil des Gehirns, in dem sich die Körper der Nervenzellen befinden. In der weißen Substanz liegen hingegen die Faserverbindungen, die die Nervenzellen miteinander verbinden. Mit zunehmendem Alter nimmt die strukturelle Integrität dieser »Datenautobahnen« im Hirn deutlich ab. Bei älteren Meditierenden ist dieser Abbau jedoch weniger stark vorhanden (Luders et al., 2011). Nahezu kein Abbau bei Meditierenden tritt beim kortikospinalen Nervenfaserbündel auf, das Kortex und Hirnstamm verbindet und somit für die Bewusstheit und Steuerung grundlegender Körperfunktionen von entscheidender Bedeutung ist.

Studien mit Hirnbildgebung zu den Techniken des Yoga gibt es bisher weitaus weniger. In einer Studie, in der unter anderem der Einfluss der Praxisdauer untersucht wurde, zeigte sich ein bedeutsamer Zusammenhang mit mehreren Hirnstrukturen, unter anderem auch mit dem oben erwähnten Inselcortex: Bei Personen mit einer Praxisdauer von über 15 Jahren war dort das Volumen der grauen Substanz am größten (Villemure et al., 2015). Hier wurde auch erstmals der Einfluss verschiedener Elemente des Yoga verglichen. Es zeigte sich, dass die Praxis der Körperstellungen alleine einen kleineren Anteil der Effekte erklärt als deren Kombination mit Meditation oder die Kombination aus Atemtechniken und Meditation.

Allerdings muss kritisch angemerkt werden, dass es sich bei der überwiegenden Mehrheit der Studien zu Meditation und Yoga mit bildgebenden Verfahren – meist Magnetresonanztomografie – um solche mit nur einem Messzeitpunkt handelt. Damit lassen sich zwar Unterschiede und Zusammenhänge feststellen, sie erlauben jedoch keine kausalen Schlussfolgerungen. Es liegt zwar nahe, dass die intensive Praxis zu den Effekten geführt hat. Genauso gültig und auch durchaus plausibel ist jedoch die Interpretation, dass die Unterschiede schon vorher bestanden haben könnten: Personen mit gutem Körpergefühl und entsprechend größeren Hirnregionen könnten vielleicht eher mit Meditation und Yoga beginnen oder länger dabei bleiben.

Generell gilt für die Forschung zu neuroplastischen Veränderungen durch Lernen und Training, dass viele der vorliegenden Studien methodische Unzulänglichkeiten aufweisen (Thomas & Baker, 2013). Die vorgestellten Befunde geben lediglich Hinweise auf mögliche Effekte, und es fehlen noch Studien mit mehreren Messzeitpunkten, um die Wirkungen der verschiedenen Techniken auf das Gehirn zuverlässig zu bestimmen.

Das sollte Sie aber nicht davon abhalten, schon jetzt mit dem Üben zu beginnen, denn entscheidend für Sie sind sowieso in erster Linie die positiven Wirkungen, die Sie selbst bei sich feststellen können. Werden Sie also selbst zum experimentellen Forscher, wie es die Urheber des Yoga waren, die vor vielen Jahrhunderten die Atemtechniken entwickelten, die wir Ihnen in diesem Buch vermitteln und nahebringen möchten.

Atemtechniken im Yoga

Der aus Indien stammende Yoga beinhaltet insgesamt acht Glieder. Sie werden in einem klassischen Lehrtext, dem *Yoga-Sutra,* aufgelistet. (Näheres zu diesem Text und seinen Übersetzungen findet sich in Ott, 2013.)

1. Äußere Disziplin
2. Innere Disziplin
3. Sitzhaltung
4. Atemregelung
5. Zurückziehen der Sinne
6. Konzentration
7. Meditation
8. Versenkung

Im vorliegenden Buch steht das vierte der acht Glieder ganz im Mittelpunkt, das im Sanskrit als *Pranayama* bezeichnet wird. Dieser Begriff setzt sich zusammen aus den Worten *Prana* (Atem, Lebensenergie) und *ayama* (ausdehnen, regeln). Die Atmung soll also ausgedehnt, die Lebensenergie im Körper reguliert werden. (Eine ausführliche Diskussion der Begriffe und ihrer Bedeutungen findet sich in Ott, 2013.)

Im Gesamtsystem des achtgliedrigen Yoga zählt Pranayama zu den ersten fünf vorbereitenden Gliedern, wohingegen die Glieder 6 bis 8 den inneren Kern des Yoga bilden: die meditative Schulung des Geistes bis hin zu Zuständen tiefer Versenkung. Im zweiten Abschnitt des *Yoga-Sutra* wird Pranayama wie folgt beschrieben (Übersetzung von Bäumer; Patañjali, 2010):

> *II.49 Wenn man darin [in der Sitzhaltung] feststeht, folgt die Atemregelung, die ein Innehalten im Rhythmus von Ein- und Ausatmen ist.*
> *II.50 (Die Atemregelung) besteht aus den Vorgängen des Ausatmens, Einatmens und Anhaltens, und sie ist lang oder subtil, wenn Ort, Dauer und Zählung beobachtet werden.*
> *II.51 Die vierte Form (der Atemregelung) übersteigt die äußeren und inneren Gegenstände.*
> *II.52 Dadurch wird der Schleier, der die innere Erleuchtung bedeckt, entfernt.*
> *II.53 Es entsteht eine Fähigkeit zur Konzentration des Denkens.*

Auf die verschiedenen Atemphasen und die Regelung ihrer Dauer durch Zählen von Takten werden wir noch ausführlich im Kapitel zu Modul 2 eingehen. Die im Sutra II.51 erwähnte »vierte Form der Atemregelung« wird dann im Rahmen von Modul 4 thematisiert. Die letzte Aussage im *Yoga-Sutra* stellt eine direkte Verbindung zwischen der Regelung der Atmung und der Schulung der Konzentration her (Glied 6). Tatsächlich erfordert es ein gewisses Maß an Konzentration, die verschiedenen Atemtechniken des Yoga korrekt auszuführen. Es werden also nicht nur physiologische Funktionen beeinflusst, sondern auch die geistige Kapazität zur lang anhaltenden Fokussierung der Aufmerksamkeit wird trainiert.

Die Aussagen im *Yoga-Sutra* bieten nur eine allgemeine, abstrakte Beschreibung des Pranayama. Konkretere Aussagen zur Ausführung der verschiedenen Techniken finden sich in anderen klassischen Quellen, wie beispielsweise der *Hatha-Yoga Pradipika* (Svatmarama, 2009). Zeitgenössische Bücher zum Training von Pranayama für Fortgeschrittene und YogalehrerInnen, in denen alle Atemtechniken ausführlich vorgestellt werden, liegen beispielsweise von Iyengar (1992) und Trökes (2004) vor.

Im vorliegenden Buch beschränken wir uns bewusst auf vier Basistechniken, zu denen auch die meisten Forschungsarbeiten vorliegen. Wir verzichten außerdem darauf, die Atemphasen mit Muskelanspannungen im Beckenboden, Bauch und Halsbereich zu verbinden (sogenannte Verschlüsse, *Bandhas*), weil dies für den Einstieg nach unserer Einschätzung eine Überforderung sein könnte. Den weitergehend interessierten Leser verweisen wir auf die oben genannten Bücher sowie auf die entsprechenden Kapitel zu Bandhas und Pranayama in Trökes (2015).

Überblick über die Module

Dieses Sachbuch bietet Ihnen zwei Arten von Information: theoretisches Wissen und praktische Übungen. Beides ist uns wichtig. Wir erklären in den Kapiteln zu den vier Modulen immer zunächst die physiologischen Grundlagen, bevor wir Sie zu praktischen Übungen anleiten. Damit möchten wir vor allem Skeptiker überzeugen und zum Ausprobieren der Übungen motivieren. Wir haben uns um ein ausgewogenes Verhältnis von Theorie und Praxis bemüht, sind uns aber bewusst, dass wir es nicht jedem recht machen können. Daher nehmen Sie sich bitte die Freiheit, die physiologischen Hintergründe nur zu überfliegen oder ganz zu überspringen, wenn Ihnen das zu viel oder zu kompliziert ist. Damit diese Abschnitte nicht ganz so trocken sind, leiten wir Sie zu zahlreichen kleinen Übungen und Experimenten an, durch die die dargestellten Fakten leichter nachvollziehbar werden sollen. Für diejenigen, die noch mehr wissen möchten, geben wir zahlreiche Hinweise auf wissenschaftliche Studien und weiterführende Literatur.

Wenn wir beispielsweise erläutern, dass die Atmung ein lebensnotwendiger physiologischer Vorgang ist, der im Rahmen des Stoffwechsels dazu dient, Sauerstoff aufzunehmen und Kohlendioxid auszuscheiden, dann ist das reines Faktenwissen, das im Gedächtnis gespeichert (oder aufgefrischt) wird, also sozusagen »im Kopf« abgelegt wird. Es mag interessant oder auch banal sein, es spricht auf jeden Fall lediglich die intellektuelle Ebene an. Diese Art von Wissen an sich hat keine Wirkung auf Ihre Gesundheit. Es führt höchstens manchmal zu Kopfschmerzen, falls Sie eine zu hohe »Dosis« davon aufnehmen. Wir finden es wichtig zu wissen, warum man etwas tut und wie es wirkt. Aber noch weitaus wichtiger ist es, dieses Wissen dann auch tatsächlich anzuwenden. Der Schwerpunkt dieses Buches liegt daher eindeutig auf dem Erlernen der korrekten Ausführung und der Anleitung zur Praxis der Atemtechniken.

Das Training besteht aus vier Modulen, die jeweils über einen Zeitraum von zwei Wochen erlernt und praktiziert werden, sodass sich eine Gesamtdauer von acht Wochen ergibt. Im Folgenden geben wir Ihnen einen Überblick; im Hauptteil des Buches ist dann jedem Modul ein eigenes Kapitel gewidmet:

Modul 1: Atemfluss und Bewegung. Zum Einstieg lernen Sie in diesem Modul, sich der Körperräume bewusst zu werden, in die der Atem fließt. Sie verbinden hierzu die Atmung mit Bewegungen, heben und senken also beispielsweise die Arme synchron mit der Ein- und Ausatmung. Außerdem lernen Sie die Strömende Atmung namens *Ujjayi,* bei der der Atemstrom sehr ruhig, gleichmäßig und bewusst fließt, was gleichzeitig zu einer Vertiefung der Atmung und zu einer tiefen Entspannung führt.

Modul 2: Atemphasen ausdehnen. Neben dem Ein- und Ausatmen werden im Yoga auch die Pausen nach der Einatmung und nach der Ausatmung als eigenständige Phasen beachtet, sodass sich insgesamt vier Phasen ergeben: einatmen – halten – ausatmen – halten. In diesem Modul lernen und üben Sie, diese Phasen nach einem bestimmten Verhältnis von Takten zu gestalten, zum Beispiel 4 – 2 – 6 – 2. Auf diese Weise wird die Atmung allmählich verlängert, neben einer entspannenden Wirkung wird die geistige Sammlung und Konzentration gefördert.

Modul 3: Wechselatmung. Eine Besonderheit im Yoga ist diese Atemtechnik, bei der in einer bestimmten Sequenz abwechselnd durch das linke und rechte Nasenloch geatmet wird. Was auf den ersten Blick als Kuriosität erscheinen mag, hat sich in der Forschung als tatsächlich physiologisch wirksam erwiesen. Seien Sie gespannt auf die wissenschaftlichen Befunde und Wirkungen in Form einer Balancierung des vegetativen Nervensystems.

Modul 4: Atem beschleunigen und pausieren. Das letzte und anspruchsvollste Modul beinhaltet eine Beschleunigung der Atmung, das heißt, eine milde und kontrollierte Form der *Hyperventilation*, mit anschließender spontaner Atempause. Dies führt zum einen zu einer Aktivierung bzw. zu einer Zunahme der Wachheit. Zum anderen entstehen in der Atempause eine erhöhte innere Achtsamkeit, geistige Stille und Präsenz.

Im Training haben wir zwar für jedes der vier Module einen Zeitraum von zwei Wochen vorgesehen – so wurde das Training konzipiert und durchgeführt –, aber es handelt sich nicht um ein starres Dogma. Sie können sich also auch mehr Zeit mit einem Modul lassen oder bei bestehenden Vorerfahrungen schneller im Programm fortfahren. Allerdings empfehlen wir Ihnen, sich lieber Zeit zu lassen. Auch nach vielen Jahren der Yoga-Praxis stellen wir selbst immer wieder fest, dass es noch neue Aspekte zu entdecken gibt und sich die Erfahrung in den Übungen weiter vertiefen kann. Die Reihenfolge der Module ist durch die ansteigende Schwierigkeit begründet. Wir empfehlen Ihnen daher, möglichst kein Modul zu überspringen, sondern sich an die vorgegebene Reihenfolge zu halten.

Allgemeine Hinweise zum Üben

Wenn Sie sich dafür entschieden haben, das Training durchzuführen, dann ist es wichtig, gute Rahmenbedingungen dafür zu schaffen. Dazu gehören an vorderster

Stelle ein fest reserviertes Zeitfenster und ein geeigneter Ort. Nehmen Sie sich für acht Wochen jeden Tag mindestens 30 Minuten Zeit für das Üben. Das ist für viele sicher schon eine echte Herausforderung, aber Sie sollten es sich wert sein. Und falls Sie eine Rechtfertigung sich selbst oder anderen gegenüber benötigen sollten: Es geht um Ihre Gesundheit und Ihr Wohlbefinden!

Wählen Sie zum Üben einen angenehmen Ort, am besten ein Zimmer mit dezenter Beleuchtung, in dem Sie sich wohlfühlen und ungestört sind. Als Unterlage empfehlen wir eine rutschfeste Gymnastik- oder Yoga-Matte; ein weicher Teppich oder eine gefaltete Decke auf Teppichboden sind auch geeignet. Bei manchen Übungen brauchen Sie darüber hinaus kleine Kissen oder Polster, um den Kopf beim Liegen oder beispielsweise die Knie beim Sitzen zu unterstützen. Legen Sie sich diese schon vorher bereit, damit Sie die Übungen dann nicht unterbrechen müssen. Je nach körperlicher Konstitution kann auch ein Hocker, Schemel oder Stuhl ohne Lehne hilfreich sein, um die Übungen an Ihre körperlichen Bedürfnisse anzupassen.

Ziehen Sie bequeme Kleidung an (Leggins, Jogginghose), damit Sie sich ungehindert bewegen können, und legen Sie möglichst allen Schmuck ab. Vor den Übungen sollten Sie nicht zu viel essen – das würde sich ansonsten vor allem bei den vorwärts beugenden Übungen unangenehm anfühlen und Sie einschränken. Halten Sie also möglichst eine Stunde Abstand zum letzten Essen und wählen Sie eine eher leichte Kost. Trinken können Sie jederzeit in Maßen, wenn Sie durstig sind, auch zwischendurch wenn Sie üben. Stellen Sie am besten eine Flasche mit stillem Wasser in Reichweite.

Die Atmung sollte möglichst immer durch die Nase erfolgen, weil dadurch die Atemluft gereinigt, erwärmt und angefeuchtet wird. Wenn Sie durch den Mund atmen, wird der Atemweg rasch austrocknen. Legen Sie auch Taschentücher bereit, um sich bei Bedarf die Nase zu putzen. Dies wird vor allem bei Modul 3 wichtig, wo beide Nasenlöcher frei sein sollten.

Wir sehen dieses Sachbuch auch als eine Art Reiseführer an, der Sie auf einer Entdeckungsreise in Ihre innere Erfahrungswelt begleitet. Diese Reise soll nicht nur der Gesundheit dienlich sein, sondern darf und soll ausdrücklich auch Spaß machen! Üben Sie also bitte mit Leichtigkeit, bewahren Sie einen offenen Forschergeist und Ihren Humor sowie die Bereitschaft, sich überraschen zu lassen.

Lassen Sie es sich gut gehen, respektieren Sie Ihre Grenzen, und erweitern Sie diese bitte nur sanft und allmählich.

Hinweise der TeilnehmerInnen

Unsere Empfehlungen und Hinweise zum Üben beruhen auf unseren Erfahrungen mit der Durchführung von Kursen. Im Rahmen der Studie haben wir außerdem direkt nach Abschluss des Trainings und ein halbes Jahr später die TeilnehmerInnen zu ihren Erfahrungen befragt. Einige der Aussagen zu bestimmten Themen und Aspekten, die mehrfach genannt wurden, geben wir im Folgenden wieder. Wir hoffen, dass das Training für Sie leichter umzusetzen ist, wenn Sie von Menschen, die das Training bereits absolviert haben, hören, welche Schwierigkeiten auftreten können und wie man mit ihnen umgehen kann.

Wir fragten die TeilnehmerInnen zunächst: Warum kann es schwierig sein, die Atemtechniken im Alltag umzusetzen?

»Mir fehlte Struktur im (Arbeits-)Alltag.«
»Meine eigene Disziplin und Zeitnehmen für mich selbst. In dem erlernten Alltagstrott habe ich mir die eigene Ruhe und Zeit für mich in der Form nicht genommen/gegönnt.«
»Ich hatte keinen angenehmen Ort zum Üben.«
»Die altbekannte Diskrepanz zwischen dem, was man gerne hätte, und dem, was man tut ...«
»Fehlende Präsenz der Techniken in Gedanken, keine Motivation«

Themen, die besonders häufig genannt wurden, waren die fehlende Zeit und sehr variable Tagesabläufe. Die TeilnehmerInnen berichteten, dass ihnen die nötige Struktur im Alltag fehle und sie sich keine festen Zeiten für sich genommen hätten, um die Atemtechniken zu üben. Disziplin tauchte ebenfalls oft als Stichwort auf, da es am Anfang sehr wichtig sein kann, sich selbst zu neuen Aktivitäten zu motivieren. Dadurch, dass das Erlernte noch so neu ist, wird es oft auch einfach vergessen, wenn wir auf Autopilot schalten, um die Aufgaben unseres Alltags zu meistern. Zudem kann die Motivation fehlen, die Atemtechniken und Körperübungen zu praktizieren, wenn sich die erwarteten positiven Effekte nach dem ersten Üben noch nicht eingestellt haben. Dann sind die Techniken in Gedanken auch noch nicht so als Werkzeug präsent, sodass sie nicht geübt und genutzt werden, obwohl sich eigentlich Gelegenheiten dazu bieten.

Was ist nun wichtig, um mit diesen Schwierigkeiten umzugehen und die Atemtechniken auch wirklich im Alltag einzusetzen?

»Zeiten einplanen! Es ist wichtig, sich feste Termine zu setzen.«
»Mir bewusst mehr Zeit für mich nehmen!«
»Eine persönliche Routine einführen.«
»Den Übungen einen festen Platz im Tagesablauf einräumen.«
»Es ist wichtig, sich einen Yoga-Raum/Yoga-Platz zu Hause einzurichten und dann eine Regelhaftigkeit im Üben zu entwickeln.«
»Bewusster daran denken, sich gegebenenfalls Zettel ins Zimmer kleben.«
»Mehr Disziplin und den Willen entwickeln, wirklich etwas zu ändern.«

Wir haben es bereits erwähnt: Es ist enorm wichtig, dass Sie sich Zeit nehmen, um die Inhalte des Trainings kennenzulernen und einzuüben. Verabreden Sie sich mit sich selbst, schreiben Sie es – wie andere wichtige Termine – in Ihren Kalender. Wir können es nicht genug betonen: Es geht um Sie und Ihre Gesundheit, und das darf Ihnen das Wichtigste sein! Nehmen Sie sich ganz bewusst Zeit für sich. Das ist etwas, was sehr vielen TeilnehmerInnen wichtig war. Vielleicht ist es Ihnen möglich, in Ihrem Tagesablauf eine feste Zeit zu finden, in der Sie die Übungen durchführen. Eine solche Routine im Umgang mit den Atemtechniken zu entwickeln, empfehlen die TeilnehmerInnen ausdrücklich.

Regelmäßiges Üben wird erleichtert, wenn Sie einen schönen Ort dafür wählen. Es muss nicht ein eigener Raum sein, es genügt ein Ort, an dem Ihre Matte liegen bleiben kann, sodass Sie sie nicht immer erst auslegen und dann wieder wegräumen müssen.

Hoch bewertet werden von den TeilnehmerInnen auch Erfolgserlebnisse. Diese zu erreichen, ist manchmal nicht so leicht. Hierfür ist tatsächlich etwas Disziplin notwendig. Solche Erlebnisse stellen sich nicht immer schon gleich nach dem ersten Üben ein. Es bedarf des Willens, sich auch dann auf die Matte zu begeben und zu üben, wenn Sie gerade keine Lust haben oder das Gefühl, es im Moment eigentlich nicht nötig zu haben. Üben Sie regelmäßig, wie es die TeilnehmerInnen empfehlen. Sollten Sie dennoch vergessen, die Übungen zu machen, sei es, weil Sie nicht jeden Tag auf Ihren Kalender schauen, oder einfach, weil es Ihnen nicht möglich ist, Zeiten im Vorhinein festzulegen: Kleben Sie sich zur Erinnerung Hinweiszettel an Plätze, auf die Sie im Lauf des Tages auf jeden Fall schauen. Wenn Sie keine Zettel in der Wohnung verteilen möchten, suchen Sie sich Gegenstände, die Sie an das Üben erinnern.

Es ist eine entscheidende Grundlage für diese Maßnahmen und für alles, was Sie umsetzen möchten, dass Sie den Willen und Wunsch entwickeln, etwas in Ihrem Alltag zu verändern und diesen Weg auszuprobieren.

Damit Sie wissen, in welchen Situationen Sie die einzelnen Atemtechniken anwenden können und welche Atemtechnik für welchen Zweck hilfreich sein kann, haben wir für Sie am Ende der Module für jede Atemtechnik unsere Beobachtungen und die Tipps der TeilnehmerInnen zusammengestellt. In manchen Situationen können Sie verschiedene Atemtechniken einsetzen. Wählen Sie dann, welche

Ihnen in dem Moment am angenehmsten ist. Nutzen Sie die Berichte der TeilnehmerInnen als Anregung für eigene Experimente und finden Sie Ihre persönlichen Einsatzgebiete für die einzelnen Techniken.

Website zum Buch

Als Ergänzung zum Buch haben wir eine Website eingerichtet, wo Sie zusätzliche Informationen abrufen können. Sie finden dort Links zu den Videoanleitungen, die wir für einige der Module erstellt haben (siehe Verzeichnis der Module). Außerdem stellen wir die Modulübersichten dort auch als Dateien (PDF) zum Download zur Verfügung, sodass Sie sich diese für das Üben im DIN-A4-Format ausdrucken können, nachdem Sie die Beschreibungen im Buch verinnerlicht haben.

Das Literaturverzeichnis am Ende des Buches ist ebenfalls auf der Website zum Buch zu finden, wobei die wissenschaftlichen Artikel mit Links versehen sind, sodass Sie mit einem Mausklick direkt zur Zusammenfassung der jeweiligen Veröffentlichung gelangen können – manchmal auch zum gesamten Text, sofern der Zugriff ohne Einschränkungen erfolgen kann (open access).

Sie finden die Website zum Buch unter folgender Adresse:
https://sites.google.com/site/gesunddurchatmen/

Kontakt zu den Autoren

Auf der Website zum Buch finden Sie auch unsere aktuellen E-Mail-Adressen. Wir freuen uns über Rückmeldungen von Ihnen. Berichten Sie uns über Ihre Erfahrungen mit dem Training; wir antworten auch gerne auf Ihre

Fragen und Anregungen. Sofern diese von allgemeinem Interesse sein könnten, veröffentlichen wir Ihre Fragen und unsere Antworten darauf gegebenenfalls auf der Website – natürlich nur mit Ihrer Zustimmung und auf Wunsch auch anonym.

MODUL 1: ATEMFLUSS UND BEWEGUNG

Physiologische Grundlagen

Seit dem ersten Atemzug nach unserer Geburt atmen wir unser ganzes Leben lang, ohne darüber nachdenken zu müssen. Die Atmung wird von einem komplexen Netzwerk von Nervenknoten im Hirnstamm gesteuert, die das Tempo und die Tiefe der Atmung automatisch an den Bedarf anpassen. Wir bemerken zwar manchmal Veränderungen unserer Atmung – etwa, wenn wir bei einer sehr spannenden Filmszene die Luft anhalten oder bei großen körperlichen Anstrengungen außer Atem kommen –, aber wir müssen im Alltagsleben nur selten aktiv unsere Atmung gestalten. Eine Ausnahme sind bestimmte Tätigkeiten, bei denen wir unseren Atem bewusst einsetzen, um Töne zu produzieren, nämlich beim Singen und beim Musizieren mit Blasinstrumenten. Dann ist es wichtig, die volle Kapazität der Lunge nutzen zu können.

Beim alltäglichen, normalen Atmen in einem ruhigen Zustand nutzen wir nur einen Bruchteil der Lungenkapazität. Im Durchschnitt beträgt das Volumen eines Atemzugs dann nur einen halben Liter (Schmidt et al., 2010). Das ist etwa so viel, wie in zwei Suppentassen passt, oder die Hälfte dessen, was sich in einer beliebigen Ein-Liter-Flasche befindet. Versuchen Sie sich vorzustellen, was passieren würde, wenn Sie in einen Luftballon oder eine Tüte ausatmen würden, ohne sich jedoch aktiv zu bemühen, den Ballon oder die Tüte aufzublasen. Vielleicht haben Sie einen Luftballon oder eine Tüte zur Hand. Dann können

Sie sich Ihr normales Atemzugvolumen auf diese Weise leicht selbst veranschaulichen.

Bei Belastungen mit erhöhtem Sauerstoffbedarf wird die Atmung automatisch beschleunigt und vertieft. Dabei wird die normale Atmung nach beiden Seiten hin erweitert, denn wir können sowohl noch tiefer einatmen (inspiratorisches Reservevolumen), als auch noch tiefer ausatmen (exspiratorisches Reservevolumen). Wird beides bis zum Maximum ausgeschöpft, dann wird die sogenannte *Vitalkapazität* genutzt – das ist das Volumen, das nach maximaler Einatmung maximal ausgeatmet werden kann. Wie groß Ihre eigene Vitalkapazität ist, können Sie sich wiederum veranschaulichen, indem Sie erst entspannt ausatmen, dann so tief einatmen, wie Sie können, und dann einen Luftballon oder eine Tüte aufblasen.

Die Vitalkapazität wird beeinflusst durch Alter, Geschlecht, Körpergröße, Körperhaltung und Trainingszustand. Daher ist es nicht möglich, einen typischen »Normwert« anzugeben. Es gibt jedoch Formeln, mit denen sich ein Sollwert für die Vitalkapazität berechnen lässt (entnommen aus Schmidt et al., 2010):

- für Männer: $6{,}103 \times H - 0{,}028 \times A - 4{,}654$ [Liter]
- für Frauen: $4{,}664 \times H - 0{,}024 \times A - 3{,}284$ [Liter]
  (wobei: H = Körpergröße in Metern; A = Alter in Jahren)

Für einen vierzigjährigen Mann, der 1,80 Meter groß ist, ergibt sich beispielsweise eine Vitalkapazität von 5,2 Litern, also etwa das Zehnfache des Volumens normaler Atemzüge (0,5 Liter, siehe oben). Für eine Frau im Alter von 27 Jahren mit einer Körpergröße von 1,70 Meter ergibt sich ein Volumen von 4,0 Litern. Falls Sie einen Taschenrechner oder ein Smartphone zur Hand haben, können Sie Ihre Werte in die passende Formel einsetzen, um den Sollwert für Ihre Vitalkapazität zu berechnen.

Wie groß Ihre Vitalkapazität tatsächlich ist, hängt jedoch auch von Ihrem Trainingszustand ab. Ein Ausdauersportler hat eine deutlich höhere Vitalkapazität als eine notorische »Couch-Potato«. In unserer Studie spielt die Vitalkapazität der TeilnehmerInnen des Trainings keine Rolle, weil es uns nicht darum ging, diese zu erweitern. Es geht uns vielmehr darum, die vorhandenen Atemräume bewusst zu machen (Modul 1) und zu nutzen, um die Atmung zeitlich auszudehnen (Modul 2).

Als Nächstes nehmen Sie bitte wahr, wo die stärkste Bewegung bei Ihrem natürlichen Atmen spürbar wird: eher im Bauchbereich oder eher im Brustkorb? Tatsächlich werden zwei Atmungstypen danach unterschieden, wie sich die normale Atmung überwiegend vollzieht: Bei der Bauchatmung (abdominale Atmung) wird bei der Einatmung das Zwerchfell nach unten bewegt, sodass der Brustraum mit der Lunge nach unten erweitert wird; die Organe im Bauch werden dabei nach unten/vorne bewegt und die Bauchdecke wölbt sich nach außen. Bei der Brustatmung (kostale Atmung) hebt und weitet sich bei der Einatmung vor allem der Brustkorb durch Aktivierung der Muskeln zwischen den Rippen.

Beobachten Sie eine Weile zunächst passiv, ob bei Ihnen einer der beiden Atmungstypen stärker ausgeprägt ist. Betonen Sie dann abwechselnd jeweils für einige Atemzüge die Bauchatmung und dann die Brustatmung. Wie fühlt sich beides an? Welche Art der Atmung ist gewohnter und angenehmer für Sie?

Bei Entspannungsverfahren wird häufig zu einer vertieften Bauchatmung angeleitet, weil diese eine beruhigende Wirkung hat. Tatsächlich bezeichnen einige Autoren das kontrollierte Atmen als eine der ältesten und effizientesten Methoden, um akuten Stress zu reduzieren (Everly & Lating, 2002), was vor allem bei Menschen mit Angststörungen genutzt werden kann (Jerath et al., 2015). Mit zehn langsamen, tiefen Atemzügen können Zustände akuter Erregung und Anspannung, die in eine Panikattacke münden könnten, leicht durch sie selbst abgemildert werden. Aber jeder kann von dieser Technik profitieren, um sich kleine Inseln der Ruhe im Alltag zu schaffen, zu sich zu kommen und sein Wohlbefinden zu steigern (Schneider, 2016).

Im Yoga werden beide Arten der Atmung genutzt und miteinander verbunden. Bei der sogenannten *Yoga-Vollatmung* wird bei der Einatmung mit der Bauchatmung begonnen, die Bauchdecke wölbt sich nach außen; dann schließt sich nahtlos die Brustatmung an, der Brustkorb weitet sich nach vorne und zu den Seiten (Flanken) und die Lunge füllt sich weiter, bis hinauf in die Lungenspitzen, die sich unterhalb des Schlüsselbeins befinden. Bei der anschließenden Ausatmung senken sich der Brustkorb und die Bauchdecke gleichzeitig ab. Der Vorgang der Ausatmung ist passiv, da sich das Lungengewebe von selbst zusammenzieht und im Brustkorb ein Unterdruck herrscht. Erst ganz am Ende der passiven Ausatmung wird der Bauch dann aktiv leicht nach innen gezogen, um noch etwas mehr der in der Lunge verbliebenen Luft auszuatmen, bevor die nächste Einatmung erfolgt.

Experimentieren Sie für einige Atemzüge mit der Yoga-Vollatmung, um den Unterschied zu Ihrer normalen Atmung zu untersuchen. Sie können das im Sitzen oder auch im Liegen tun. Sie können jeweils eine Hand auf den Bauch und die Brust legen, um die beiden Arten der Atmung deutlicher wahrzunehmen. Atmen Sie möglichst ruhig und langsam durch die Nase. Und vertiefen Sie Ihre Atmung bitte allmählich und nur so weit, dass es nicht anstrengend wird. Bei der Yoga-Vollatmung nimmt das Volumen Ihrer Atemzüge erheblich zu, daher benötigen Sie weniger Atemzüge pro Minute, um genauso viel Sauerstoff aufzunehmen.

●

Wenn Sie das tiefe Atmen nicht gewohnt sind und zu schnell atmen, wird Ihnen vielleicht etwas schwindelig. Auf diese Wirkungen einer Hyperventilation werden wir noch ausführlich in der Einführung zu Modul 4 eingehen. Hier geht es uns zunächst darum, dass Sie eine größere Bewusstheit für die Atemräume in Ihnen entwickeln. Im Training nutzen wir dazu die Verbindung der Atmung mit einfachen Bewegungen. Durch die körperlichen Übungen des Yoga werden außerdem die Muskeln des Brustkorbs geschmeidiger; Sie schaffen sich dadurch mehr Raum zum Atmen, bzw. der Widerstand beim Atmen wird geringer, weil die Beweglichkeit der Rippen zunimmt.

Durch die Kopplung der normalerweise automatischen Atmung an die willkürlich gesteuerten Bewegungen des Körpers wird die Aufmerksamkeit auf den Atemvorgang gelenkt – die Atmung verlangsamt und vertieft sich von selbst. Mit der Atmung synchrone Bewegungen werden bei vielen meditativen Verfahren, wie beispielsweise Tai-Chi und Qigong, genutzt, um ein Gefühl von körperlichem Gleichklang und innerer Harmonie hervorzurufen.

Der zweite Ansatz zur Bewusstmachung der Atmung in Modul 1 besteht darin, dass über eine Verengung der Stimmritze der Atemstrom reguliert wird. Diese Technik des Pranayama wird als *Ujjayi* bezeichnet – im Folgenden als Strömende Atmung, denn es entsteht dabei ein leises Strömungsgeräusch, das für den Praktizierenden selbst wahrnehmbar ist, wenn er aufmerksam nach innen lauscht. Der Atemvorgang wird dadurch zusätzlich über den akustischen Sinneskanal dem Bewusstsein zugänglich und fein regulierbar. Obwohl die Strömende Atmung während des gesamten Atemvorgangs eingesetzt werden kann, setzen wir sie im Training nur während der Ausatmung ein, um diese zu verlängern.

Eine Hinwendung zu den Empfindungen bei der Bauchatmung (die Bauchdecke hebt und senkt sich) und die Verbindung der Ausatmung mit muskulärer Entspannung (»Loslassen«) sind typische Elemente in Entspannungsinstruktionen. Im ersten Modul geht es uns in erster Linie darum, dass Sie mehr Bewusstheit für Ihre Atmung entwickeln und sich entspannen. Während der Ausatmung tritt eine ganz natürliche Entspannungsreaktion ein.

Auf physiologischer Ebene äußert sich diese Entspannungsreaktion dergestalt, dass Atemfrequenz, Blutdruck und Herzrate sinken, Muskeltonus und Schweißdrüsenaktivität abnehmen. Dies sind Auswirkungen einer Umschaltung im autonomen Nervensystem: Die Aktivität des *Sympathikus* nimmt ab; die Aktivität des *Parasympathikus* nimmt zu. Ein Maß, in dem sich Änderungen des autonomen Erregungszustandes besonders markant zeigen, ist die Leitfähigkeit der Haut. Es ist eins der Maße, die wir in der Studie erhoben haben, während TeilnehmerInnen die Atemtechniken im Labor praktizierten. Da wir Ihnen später exemplarische Verläufe der Messdaten zeigen möchten, erklären wir an dieser Stelle kurz die physiologischen Hintergründe und die Messmethode.

Hautleitfähigkeit: Wer sich entspannt, schwitzt weniger

An den Fußsohlen und den Handflächen befinden sich besonders viele Schweißdrüsen. Der Schweiß, den diese kleinen Drüsen produzieren und auf die Haut abgeben, besteht im Wesentlichen aus Wasser und Salz. Wenn unsere Haut trocken ist, wirkt die oberste Hautschicht *(Epidermis)* wie ein Isolator – Strom kann nur schwer hindurchfließen, der elektrische Widerstand (Einheit: *Ohm*) ist hoch bzw. die elektrische Leitfähigkeit (Einheit: *Siemens*) gering. Das ändert sich jedoch, wenn wir schwitzen. Der salzhaltige Schweiß ist ein guter elektrischer Leiter, sodass die Leitfähigkeit der Haut deutlich zunimmt.

In der psychologischen Forschung wird das Maß der Hautleitfähigkeit häufig genutzt, um Stress und emotionale Reaktionen auf Reize auf physiologischer Ebene zu erfassen. Es ist sehr beeindruckend, ja faszinierend zu beobachten, wie schnell und markant jede Form der Erregung zu Ausschlägen des Messsignals führt. Im Alltag merken Sie vielleicht auch gelegentlich, dass Sie »feuchte Hände« oder »schwitzende Finger« bekommen, wenn Sie aufgeregt sind. Oder Sie bemerken, dass jemand, dem Sie die Hand geben, gestresst ist, weil die Hand Ihres Gegenübers feucht und kalt ist.

Das gemessene Signal ist demgegenüber sehr viel genauer. Es gibt mit hoher zeitlicher Auflösung die Stärke der Aktivierung des sympathischen Zweigs des autonomen Nervensystems wieder, denn die Schweißdrüsen werden nur durch den Sympathikus gesteuert. Mit einer kurzen Verzögerung von ungefähr einer Sekunde führt jede Aufregung, sei es Ärger, Freude, Scham oder jede andere Art emotionaler Erregung, zu einem kurzfristigen *(phasischen)* Anstieg der Hautleitfähigkeit. Umgekehrt führt Entspannung – beispielsweise durch eine vertiefte, ruhige Bauchatmung – zu einer reduzierten Aktivität des Sympathikus, die Schweißdrüsen bleiben folglich inaktiv, die Haut wird trocken, das *(tonische)* Niveau der Hautleitfähigkeit sinkt allmählich ab.

Mit der Hautleitfähigkeit steht also ein physiologisches Maß für den Erregungszustand des vegetativen Nervensystems zur Verfügung, mit dem die Wirkungen unterschiedlicher Atemtechniken miteinander verglichen werden können. In der nachfolgenden Grafik sehen Sie einen exemplarischen Verlauf der Hautleitfähigkeit, in dem ein tonischer Abfall eine zunehmende Entspannung anzeigt, die jedoch von kurzen Reaktionen unterbrochen wird, die entweder durch äußere Störungen (z.B. Geräusche wie Telefonklingeln) oder auch durch innerliche Erregung (z.B. Gedanken an eine peinliche Situation oder eine bevorstehende Prüfung) ausgelöst werden können.

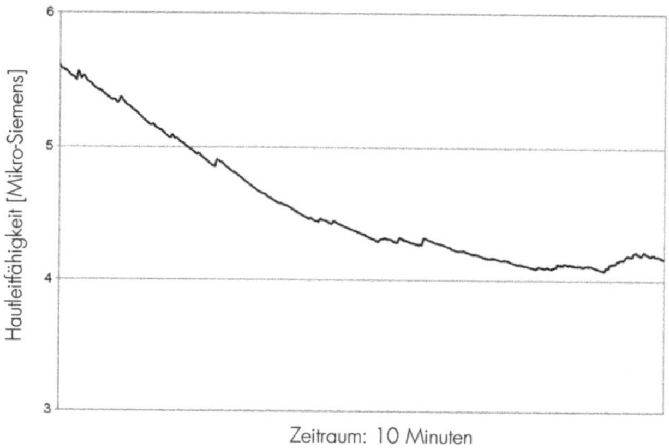

Abb. 1: Exemplarischer Verlauf der Hautleitfähigkeit

Wenn Sie gerne bei sich selbst Veränderungen der Hautleitfähigkeit messen möchten, finden Sie auf der Website zum Buch Hinweise, welche Möglichkeiten es dazu gibt. Mehr über die Hintergründe der elektrischen Aktivität der Haut finden Sie im Internet mit dem Suchbegriff »elektrodermale Aktivität« oder in dem englischsprachigen Standardwerk zum Thema (Boucsein, 2012).

Beschreibung der Übungen

Das erste Modul schafft die Grundlage für das folgende, intensivere Üben mit dem Atem. Das Gefühl für den eigenen Körper, die Bewegungen und den Atem soll gestärkt werden. Für das Üben ist es wichtig, den eigenen Körper wahrnehmen zu lernen sowie die eigenen körperlichen Grenzen zu erkennen und zu respektieren. Bei allen Übungen ist es wichtig zu beobachten, wie sich der eigene Körper in jedem Moment anfühlt, welche Bewegung und welcher Bewegungsumfang gut umsetzbar ist und ob der Atem frei fließen kann. Es geht immer darum, in dem Moment, in dem geübt wird, zu schauen, wie es ist. Erwarten Sie nicht, dass sich die Übung genauso anfühlt wie beim letzten Mal. Oft sind uns die eigenen körperlichen Grenzen gar nicht richtig bewusst, und wir haben verlernt zu bemerken, wann unser Körper durch eine Bewegung überfordert ist.

Hierfür bietet sich eine kleine Übung an:

> Setzen Sie sich aufrecht hin oder stellen Sie sich so, dass Sie die Arme seitlich nach oben anheben können, ohne gegen ein Hindernis zu stoßen. Haben Sie die Arme jetzt schon mal angehoben, um zu schauen, ob genügend Platz da ist? Wie hoch haben Sie sie angehoben? Bis sich die Hände über dem Kopf berühren?
> Wir möchten Sie einladen, noch einmal ganz bewusst die Arme anzuheben. Die Geschwindigkeit ist nicht entscheidend, bitte achten Sie darauf, was im Bereich Ihrer Schultern und Ihres Nackens passiert. Heben Sie also die Arme über die Seite an und lassen Sie sie wieder nach unten sinken. Gab es einen Punkt, an dem sich nicht mehr nur Ihre Arme angehoben haben, sondern auch Ihre Schultern mit nach oben gegangen sind? Wenn es schwierig für Sie ist, dies wahrzunehmen, bitten Sie jemanden, sich hinter Sie zu stellen und locker die Hände auf Ihre Schultern zu legen, während Sie die Arme heben. Das hilft Ihnen, ein Gefühl für die Position Ihrer Schultern zu bekommen.

Sind Ihre Schultern mit nach oben gegangen, so ist dies ein Zeichen dafür, dass Sie die Arme zu weit angehoben haben. Durch Verspannungen in den Schultern fehlt hier oft die Beweglichkeit, die Arme entspannt nach oben zu bewegen. Durch die achtsamen Übungen und die körperorientierte, freundliche Herangehensweise kann sich die

Muskulatur mit der Zeit entspannen und die Arme können weiter angehoben werden.

Bei der Verbindung von Bewegung und Atem ist es wichtig zu beachten, dass der Atem die Bewegung führt und nicht umgekehrt. Das heißt, die Bewegung folgt dem Atem. Das umzusetzen ist schwierig, und es braucht oft einige Zeit, bis das Gefühl für den Atem so entwickelt ist, dass man ihn natürlich fließen lassen kann und es möglich ist, die Bewegung daran anzupassen. Allein dadurch, dass Sie die Aufmerksamkeit auf den Atem richten, verändert er sich. Bei den Übungen steht der Atem an erster Stelle, die Bewegung an zweiter.

Um sich Ihren Atem vor jeder Übung bewusst zu machen, gewöhnen Sie sich daran, vorher einen bewussten Atemzug zu nehmen. Dies hilft vor Beginn der Übung, in der jeweiligen Ausgangsposition zur Ruhe zu kommen und den Atem direkt in den Mittelpunkt der Übung zu stellen.

Um die Wahrnehmung des Atems zu erleichtern, wird im ersten Modul eine Atmung mit strömendem Geräusch vermittelt, die den Atem bewusster macht und langsamer fließen lässt.

Modul 1.1

In der ersten Stunde des Trainings geht es zunächst darum, den Atem wahrzunehmen und erste Bewegungen mit dem Atem zu verbinden. Es werden die Grundhaltungen im Sitzen und Stehen erläutert und erste Bewegungsabläufe eingeführt. Zunächst sehen Sie hier einen Überblick über alle Übungen, die dann nachfolgend im Einzelnen beschrieben werden.

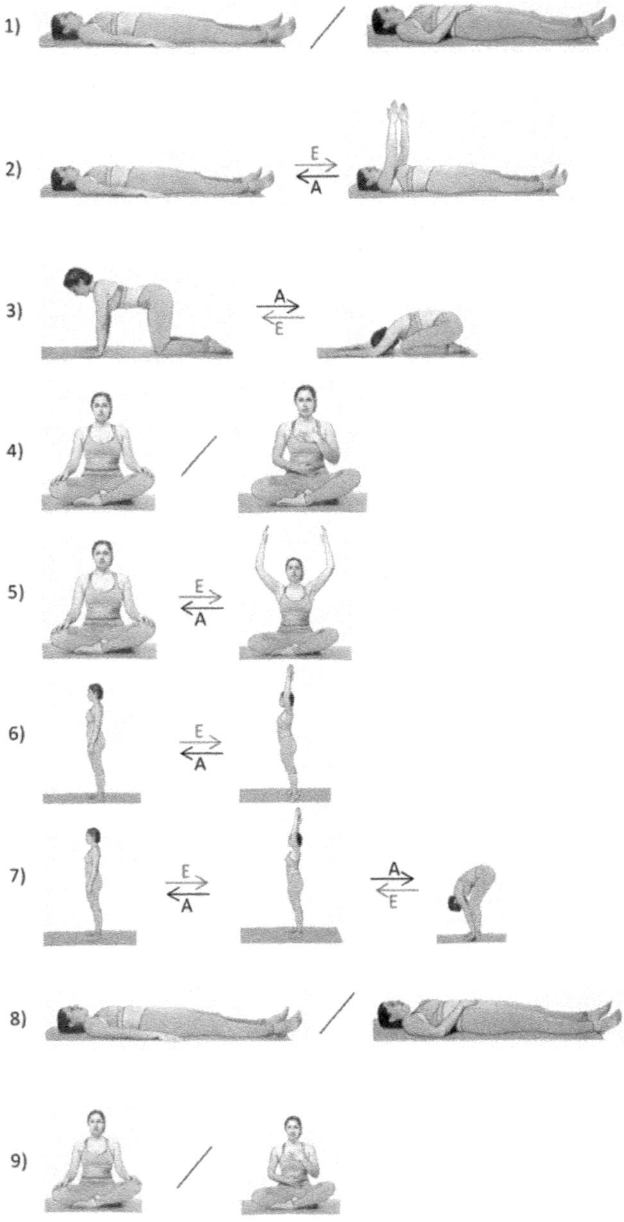

Abb. 2: Verbindung von Bewegung und Atmung

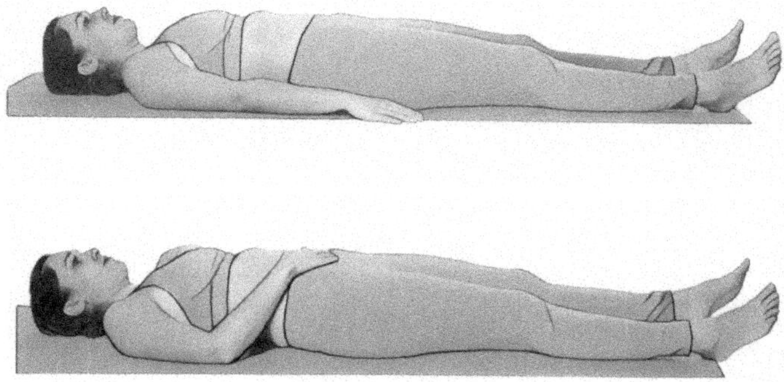

Abb. 3: Rückenlage, Arme neben oder auf dem Körper

1) Legen Sie sich in die Rückenlage.

Grundhaltung Rückenlage: Wählen Sie, ob Sie die Beine flach liegen lassen oder aufstellen möchten, ob Sie Ihre Arme neben oder auf dem Körper ablegen möchten. Sie können beide Hände auf dem Bauch ablegen oder eine Hand auf dem Bauch und eine auf dem Brustkorb. Probieren Sie aus, was jetzt im Moment für Sie am angenehmsten ist.

Richten Sie Ihre Aufmerksamkeit zunächst auf Ihren Körper: Wie fühlt er sich an? Wo liegt er mit welchem Druck auf der Unterlage? Versuchen Sie nur zu beobachten, ohne zu bewerten, was Sie wahrnehmen. Richten Sie Ihre Aufmerksamkeit anschließend auf Ihre Atmung. Nehmen Sie wahr, wie Ihr Atem fließt, wie die Einatmung kommt und die Ausatmung geht, ohne die Atmung aktiv zu beeinflussen. Versuchen Sie Ihren Atem einfach zu beobachten. Vielleicht können Sie auch die Bewegungen Ihres Atems im Körper wahrnehmen: wie sich einatmend der Brustbereich anhebt und die Bauchdecke nach außen wölbt und ausatmend die Bauchdecke wieder nach unten sinkt und das Brustbein sich absenkt. Nehmen Sie so etwa zehn Atemzüge.

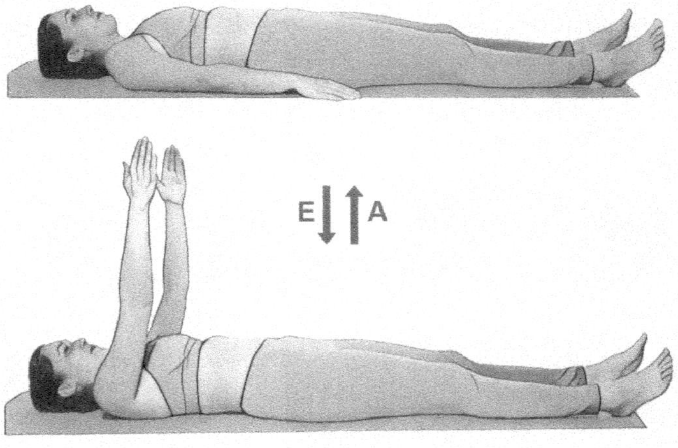

Abb. 4: Rückenlage, Anheben der Arme

2) Grundhaltung: Rückenlage

Verbinden Sie nun die erste Bewegung mit Ihrem Atemfluss. Hierfür liegen die Arme seitlich am Körper. Nehmen Sie einen bewussten Atemzug – Einatmen und Ausatmen – und heben Sie mit der nächsten Einatmung die Arme an, sodass sie senkrecht über den Schultern stehen. Ausatmend lassen Sie Ihre Arme wieder neben den Körper zurücksinken. Lassen Sie den Atem die Bewegung führen und passen Sie die Geschwindigkeit der Bewegung Ihrem Atemrhythmus an.

Diese Übung dient dazu, ein erstes Gefühl für den Atem und das Führen der Bewegung durch den Atem zu bekommen. Wichtig ist, dass die Schultern entspannt am Boden bleiben.

Variation: Wenn Sie in der vorangegangenen Übung festgestellt haben, dass es leichter ist, die Beine aufzustellen, können Sie diese Position während der Übung beibehalten.

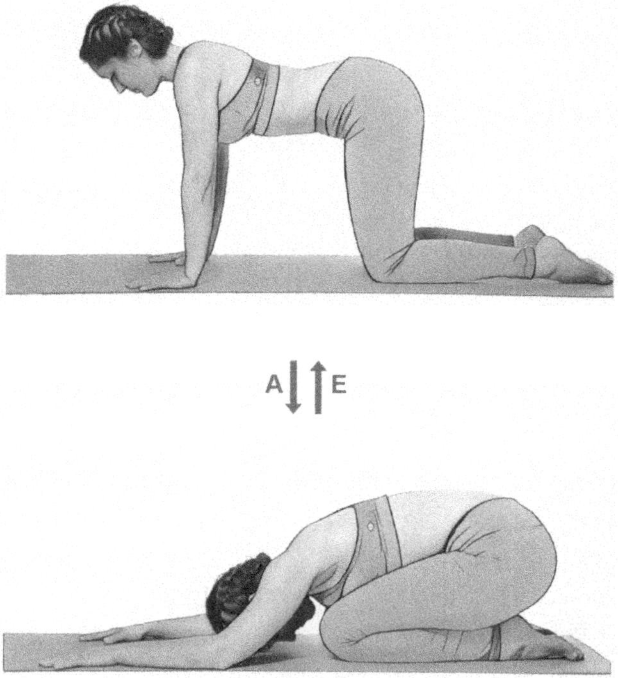

Abb. 5: Vierfüßler-Stand und Kindshaltung

3) Kommen Sie in den Vierfüßler-Stand.

Grundhaltung Vierfüßler-Stand: Richten Sie sich so ein, dass Ihre Hände schulterbreit voneinander entfernt am Boden sind, die Fingerspitzen zeigen nach vorne, Ihre Handgelenksfalten sind parallel zum vorderen Mattenrand (die Finger gerade nach vorne ausgerichtet). Ihre Ellbogenfalten zeigen zueinander. Dies ist wichtig, damit die Ellbogen entlastet sind und sich nicht ganz durchdrücken können. Ihre Knie sind hüftgelenksweit voneinander entfernt am Boden, das Becken ist gerade ausgerichtet (nicht ins Hohlkreuz fallen), die Schultern sind entspannt.

Der Rücken ist gerade, der Kopf in Verlängerung der Wirbelsäule, und der Blick geht in Richtung Boden.

Mit der Ausatmung bewegen Sie zunächst das Becken Richtung Ferse, so weit, wie es für Ihre Hüfte und Ihre Knie möglich ist; dann lassen Sie Ihre Stirn Richtung Boden sinken und auch Ihre Unterarme auf der Unterlage ankommen, sodass der Rücken rund wird. Sie sind damit in der Stellung des Kindes angekommen. Mit der Einatmung richten Sie von der Brustwirbelsäule aus zunächst den Rücken wieder gerade aus, dann bewegt das Becken den geraden Rücken wieder nach vorne in den Vierfüßler-Stand. Achten Sie darauf, dass Ihr Becken gut mitarbeitet und Sie nicht im Hohlkreuz sind, während der Rücken nach oben kommt.

Variationen: Sollten Sie mit dem Kopf nicht ganz bis zum Boden kommen, legen Sie sich eine Decke oder ein Kissen darunter, um den Kopf in der Stellung des Kindes für einen Moment ablegen zu können. Führen Sie Ihr Becken nur so weit, wie es für Ihre Hüften angenehm ist. Es geht bei dieser Übung um das sanfte Bewegen der Wirbelsäule; hierfür ist es nicht entscheidend, wie weit Sie Ihre Hüfte zurückbewegen. Nutzen Sie auch eine Decke zum Unterpolstern der Knie, falls die Druckbelastung auf dem Boden unangenehm ist. Wenn Ihnen das Gewicht auf den Handgelenken Schmerzen bereitet, gehen Sie nicht mit den flachen Händen auf die Matte, sondern machen Sie eine Faust. Die Daumen sind außen, und achten Sie darauf, dass Ihr Handgelenk nicht abgeknickt wird. Wenn Sie in dieser Form üben, stellen Sie die Hände so ab, dass die Innenseiten der Unterarme zueinanderzeigen.

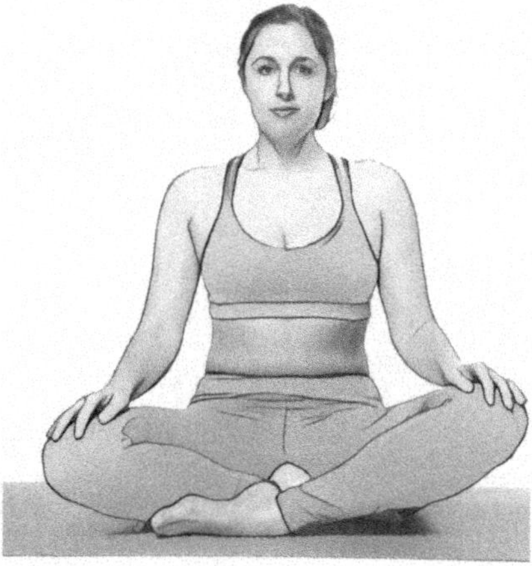

Abb. 6: Aufrechter Sitz

4) Richten Sie sich im Aufrechten Sitz ein.
Grundhaltung Aufrechter Sitz: Wählen Sie eine Sitzposition, die für Sie gut möglich ist und in der Sie schmerzfrei einige Zeit sitzen können. Probieren Sie die unterschiedlichen Positionen aus: auf einem Hocker, im Fersensitz, im Schneidersitz am Boden, mit einer flachen Decke als Unterlage oder auch auf einem Meditationskissen. Bereits kleine Unterlagen, wie eine Decke, können die Aufrichtung des Beckens erleichtern. Wenn Sie sich im Sitzen einrichten, überprüfen Sie, dass Ihr Becken gut aufgerichtet ist. Experimentieren Sie hiermit, indem Sie Ihr Becken nach vorne und hinten kippen und so ein Gefühl für seinen Bewegungsspielraum bekommen. Sie können auch Ihre Hände an den unteren Rücken legen, um zu fühlen, ob er gerade ist oder sich leicht nach außen oder innen wölbt. Erstrebenswert ist im Aufrechten Sitz eine möglichst gerade, aufgerichtete Wirbelsäule. Beachten Sie auch, dass sie möglichst entspannt sind. Vielleicht hilft es, wenn Sie mit beiden Schultern kreisen und sie im Anschluss im hinteren, unteren Bereich Ihres Kreises zur Ruhe kommen lassen. Positionieren Sie nun auch Ihre Arme und

Hände so, dass kein Zug an den Schultern entsteht. Wählen Sie, ob Sie Ihre Hände auf den Oberschenkeln, Knien oder im Schoß ablegen möchten.

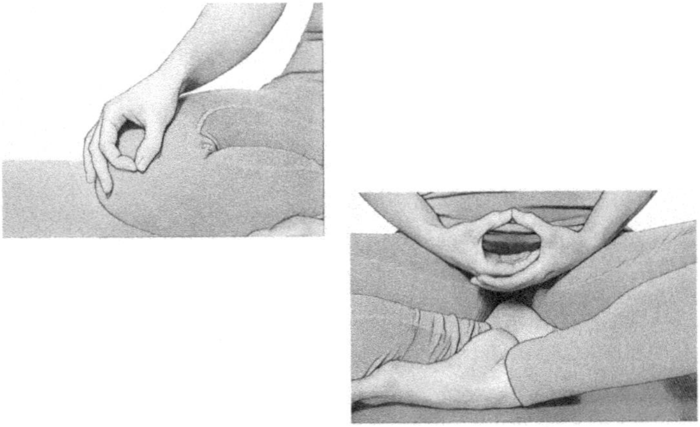

Abb. 7: Handhaltungen beim Sitzen

Wenn Sie die Hände auf den Knien ablegen, können Sie hier die Spitzen von Daumen und Zeigefinger aneinanderlegen. Bei dieser Haltung handelt es sich um eine *Mudra*. Mudras haben im Yoga die Bedeutung, dass sie den Energiefluss stärken und die geistige Sammlung unterstützen sollen. Tatsächlich nutzen wir diese Haltung auch oft, wenn wir bei einer Erklärung etwas auf den Punkt bringen möchten. Dort, wo sich die Spitzen von Daumen und Zeigefinger berühren, kann sich die Empfindung eines geschlossenen Energiekreislaufs einstellen, der die meditative Fokussierung unterstützt.

Ein letzter und sehr bedeutender Aspekt in jeder Haltung ist die Position des Kopfes. Da er viel Gewicht hat und nicht durch knöcherne Strukturen in seiner Position gehalten wird, ist es besonders wichtig, ihn in eine gut balancierte Haltung zu bringen, um die Hals- und Nackenmuskulatur zu entlasten. Um zu überprüfen, wie Ihre Muskeln momentan arbeiten, um Ihren Kopf zu halten, bewegen Sie ihn und beobachten Sie, was im Schulter- und Nackenbereich passiert: Kippen Sie den Kopf leicht und achtsam erst nach links und rechts, dann nach vorne und hinten. So können Sie wahrnehmen, wann Ihre Muskeln aktiv werden, um den Kopf zu halten. Finden Sie nun die Position, in der die Muskeln möglichst wenig arbeiten müssen, weil sich der Kopf genau im Lot befindet. Schauen Sie also, dass er die Verlängerung der Wirbelsäule darstellt. Dabei ist das Kinn leicht gesenkt und nach hinten bewegt. Der höchste Punkt ist der Scheitelpunkt.

Wenn Sie sich nun in einer angenehmen Sitzposition eingerichtet haben, nehmen Sie Ihren Körper in dieser Haltung für einen Moment wahr.

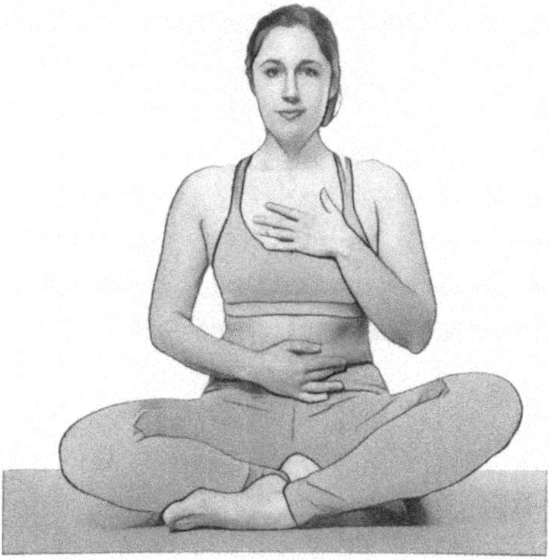

Abb. 8: Aufrechter Sitz, Hände auf Brust und Bauch

Richten Sie Ihre Aufmerksamkeit anschließend auf Ihren Atem und beobachten Sie, wie er fließt. Nehmen Sie die Bewegung

Ihres Atems wahr. Legen Sie eine Hand auf Ihren Brustraum und eine auf Ihren Bauchraum, so können Sie die Bewegung unmittelbarer spüren. Stellen Sie sich darauf ein, weitere Bewegungen mit Ihrem Atem zu verbinden.

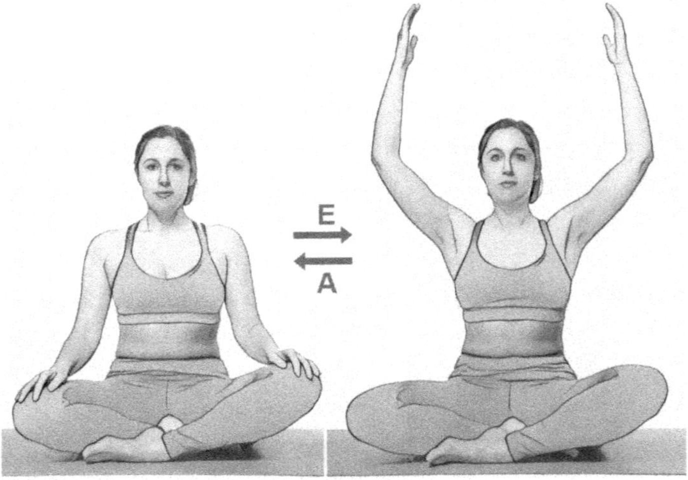

Abb. 9: Aufrechter Sitz, Anheben der Arme

5) Grundhaltung: Aufrechter Sitz

Nehmen Sie die Arme seitlich neben den Körper. Nach einem bewussten Ein- und Ausatmen beginnen Sie einatmend die Arme über die Seite anzuheben. Wenn Ihr Ausatmen beginnt, lassen Sie die Arme wieder nach unten sinken.

Überlassen Sie ganz bewusst Ihrem Atem die Führung für diese Bewegung. Er fließt frei und gibt so den Umfang und die Geschwindigkeit der Bewegung vor. Vielleicht erinnern Sie sich auch noch an eine der Grundlagen, die zu Beginn des Kapitels genannt wurde: Gehen Sie nicht über Ihre körperlichen Grenzen hinaus! Heben Sie die Arme nur so weit an, dass Ihre Schultern sich nicht mit nach oben bewegen müssen. Bleiben Sie mit Ihrer Aufmerksamkeit dabei und probieren Sie aus, welcher Bewegungsumfang körperlich für Sie im Moment möglich und angenehm ist. Lassen Sie Ihre Schultern entspannt. Wohlfühlen ist erlaubt.

Variationen: Bei Spannungen im Schulter- und Nackenbereich heben Sie die Arme nur bis auf Schulterhöhe an. Oberste Priorität haben der ruhige Atemfluss und ein entspannter Schulter-Nacken-Bereich.

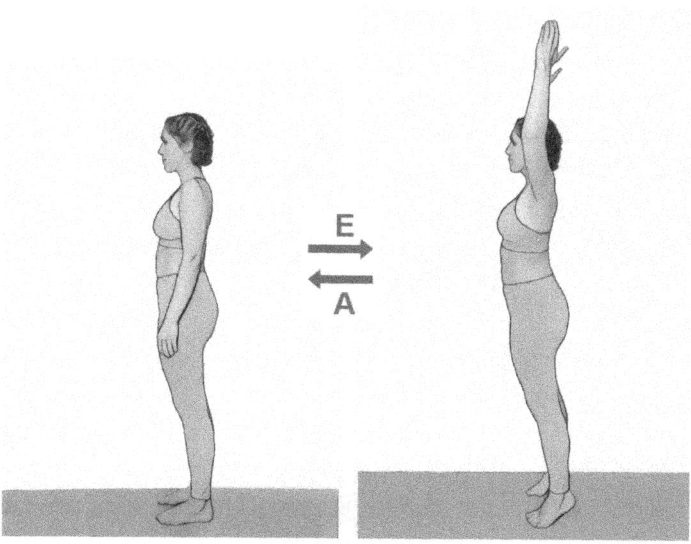

Abb. 10: Stabiler Stand, Arme nach oben, Abheben der Fersen

6) In den Stabilen Stand kommen

Grundhaltung Stabiler Stand: Achten Sie darauf, dass Ihre Füße parallel und hüftgelenksweit voneinander entfernt am Boden stehen. Die Füße stehen dabei mittig unter den Oberschenkeln. Für einen stabilen Stand ist es wichtig, dass das Gewicht gleichmäßig auf beide Füße verteilt ist. Um ein Gefühl dafür zu bekommen, nehmen Sie sich einen Moment, um das Gewicht aktiv von einem Fuß auf den anderen zu verlagern und auch von den Fußballen zu den Fersen. Experimentieren Sie mit der Gewichtsverteilung und pendeln Sie sich allmählich bei einer möglichst gleichmäßigen Verteilung ein, sodass beide Füße gleichmäßig links und rechts sowie vorne und hinten belastet sind. Gehen Sie mit Ihrer Aufmerksamkeit von den Füßen aus nach oben und beachten Sie, dass Ihre Knie nicht ganz durchgedrückt, sondern etwas flexibel sind. Richten Sie, wie zuvor schon im Sitzen, Ihr Becken auf. Hierfür greifen Sie an Ihre Hüfte und kippen es nach vorne und nach hinten. Lassen Sie es dann möglichst gerade aufgerichtet zur Ruhe kommen. Achten Sie hierbei darauf, dass sich Ihre Bauchdecke nicht anspannt. Da wir mit dem Atem arbeiten, sollte die Bauchdecke möglichst entspannt und flexibel sein. Bringen Sie Ihre Schultern in eine gute Position, indem Sie sie kreisen und hinten unten zur Ruhe kommen lassen. Achten Sie in dieser Haltung auf eine möglichst spannungsfreie Position des Kopfes, ebenso wie im Aufrechten Sitz.

Wenn Sie sich gut eingerichtet haben, suchen Sie sich einen Fixationspunkt, da es bei der nachfolgenden Übung auch auf das Gleichgewicht ankommt. Dieser Punkt kann entweder auf Augenhöhe an der gegenüberliegenden Wand sein oder vor Ihnen auf dem Boden. Achten Sie darauf, dass Sie geradeaus schauen. Heben Sie nun mit der Einatmung die Arme über die Seite an und lösen Sie die Fersen etwas vom Boden, sodass Sie in einen Stand auf den Fußballen kommen. Mit der Ausatmung lassen Sie die Arme wieder nach unten sinken und die Fersen zum Boden kommen.

Versuchen Sie, die beiden Bewegungen trotz ihrer unterschiedlichen Länge immer mehr zusammenzubringen. Als Anhaltspunkt für die Geschwindigkeit dient der Rhythmus der Atmung. Achten Sie darauf, dass Ihre Schultern entspannt bleiben.

Wenn Sie einige Wiederholungen gemacht haben, schauen Sie noch einmal nach Ihren Füßen, ob diese noch parallel zueinander sind. Wenn die Fersen angehoben werden, begeben sich die Füße eventuell wieder in eine abweichende Haltung.

Variationen: Sollte es schwierig sein, das Gleichgewicht zu halten, lassen Sie die Fersen am Boden und heben nur die Arme an. Heben Sie sie nur so weit an, dass Ihre Schultern entspannt bleiben.

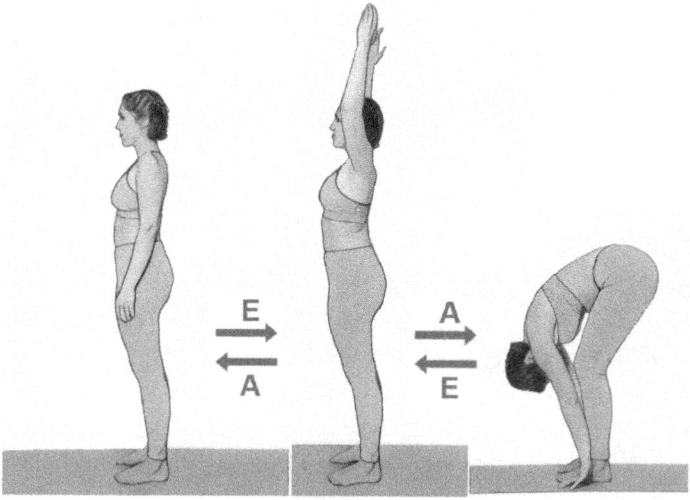

Abb. 11: Vorbeuge aus dem Stand

7) Grundhaltung: Stabiler Stand

Bei der nächsten Übung, der Vorbeuge aus dem Stand, geht es darum, Länge im unteren Rücken zu bekommen und die Rückenmuskulatur zu stärken. Sie können hier bereits einige Bewegungsprinzipien nutzen, die Sie bei den vorangegangenen Übungen kennengelernt haben. Da der Bewegungsablauf komplexer und länger ist als bei den vorangegangenen Übungen, versuchen Sie erst einmal den Ablauf zu verinnerlichen, bevor Sie sich auf den Atem konzentrieren. Lassen Sie Ihren Atem frei fließen und vertrauen Sie darauf, dass er sich selbst reguliert.

Richten Sie sich im Stabilen Stand ein. Heben Sie die Arme über vorne an und kommen Sie anschließend mit geradem Rücken in die Vorbeuge. Bewegen Sie hierfür das Becken leicht zurück, strecken Sie Ihre Wirbelsäule lang. Beugen Sie die Beine, wenn Sie den geraden Rücken nicht weiter nach unten bewegen können, lassen Sie den Rücken rund werden und den Oberkörper entspannt nach unten hängen. Schauen Sie in dieser Position, dass Ihre Hände ebenfalls ankommen können auf der Matte, an den Waden oder auf den Oberschenkeln, sodass kein Zug an den Schultern entsteht. Sie können die Beine so weit beugen, dass Ihr Bauch Kontakt zu den Oberschenkeln hat. Richten Sie sich nun wieder auf. Beginnen Sie bei der Brustwirbelsäule, richten Sie diese auf, sodass Ihr Rücken gerade ist. Der Kopf bildet hierbei die Verlängerung der Wirbelsäule. Anschließend bewegt Ihr Becken den geraden Rücken nach oben. Die Arme gehen ebenfalls mit nach oben. Achten Sie darauf, dass Ihr Becken gut mitarbeitet und Sie nicht im Hohlkreuz sind, während der Rücken nach oben kommt. Nutzen Sie die Rumpfmuskulatur, um den unteren Rücken zu stärken. Um die Übung abzuschließen, lassen Sie die Arme wieder über vorne nach unten sinken.

Wenn Sie die Arme zu Beginn der Übung über vorne anheben, ist es wichtig, dass Sie diese nicht zu nah beieinander führen, um die Schultern zu entlasten. Ein wichtiger Aspekt bei dieser Übung ist die Länge im unteren Rücken. Achten Sie darauf, diese Länge nicht dadurch zu erzeugen, dass Sie beim Nach-vorne-Beugen mit den Armen nach vorne ziehen. Lassen Sie Ihre Schultern entspannt. Um Länge im unteren Rücken zu ermöglichen, lassen Sie die Beine in der Vorbeuge gebeugt. Probieren Sie den Unterschied aus: Gehen Sie in die Vorbeuge, strecken Sie die Beine und beobachten Sie, was in Ihrem unteren Rücken passiert. Beugen Sie die Beine anschließend wieder und achten Sie auf die Veränderung. Man kann den Unterschied im unteren Rücken auch deutlich von außen sehen. Lassen Sie sich Zeit, um ein Gefühl für die Bewegung zu bekommen.

Variationen: Bei Schwierigkeiten im Schulter-Nacken-Bereich heben Sie Ihre Arme über die Seite an. Führen Sie sie auch auf dem Rückweg über die Seite. Sollten Sie in der Vorbeuge mit den Händen nicht bis zum Boden kommen, legen Sie diese entweder auf Ihren Oberschenkeln oder auf einem Hocker ab, den Sie zuvor ein- bis zwei Schrittlängen vor sich platziert haben. Auch wenn Sie Kreislaufprobleme oder eine Erkältung haben oder unter Schmerzen im unteren Rücken leiden, üben Sie den Ablauf nur bis zu einem Hocker, sodass Ihr Kopf nicht tiefer reicht als das Becken und der untere Rücken bei der Aufrichtung nicht so stark belastet wird. Beugen Sie in der Vorbeuge die Beine, lassen Sie die Hände auf dem Hocker oder einer anderen Unterlage ankommen. Eine weitere Variationsmöglichkeit, um den unteren Rücken zu entlasten, ist, die Arme beim Nach-oben-Kommen aus der Vorbeuge über die Seite zu führen. Auch wenn Sie keine bekannten Schwierigkeiten im unteren Rücken haben, ist es sinnvoll, diese Variante auszuprobieren und die Variante zu wählen, die sich am stimmigsten anfühlt.

8) Grundhaltung: Rückenlage

Um die Übungssequenz langsam abzuschließen, kommen Sie erneut in die Rückenlage (siehe Übung 1). Wählen Sie, welche Position für Sie angenehm ist: mit aufgestellten oder ausgestreckten Beinen, die Arme auf oder neben dem Körper. Beobachten Sie für einen Moment Ihren Körper. Wie fühlt er sich nach den Übungen an?

Wenden Sie anschließend Ihre Aufmerksamkeit Ihrem Atem zu. Beobachten Sie, wie er jetzt im Moment fließt. Nehmen Sie sich hierfür einige Atemzüge Zeit. Vielleicht erinnern Sie sich noch daran, wie sich Ihr Atem zu Beginn der Stunde angefühlt hat? Dann vergleichen Sie die Empfindungen: Was hat sich verändert? Was ist gleich geblieben? Wie lang fließt Ihr Atem? Wo spüren Sie die Bewegung der Atmung im Körper?

Nehmen Sie zum Abschluss noch drei bewusste Atemzüge und beenden Sie die Übung.

9) Grundhaltung: Aufrechter Sitz
Kommen Sie zum Abschluss der Einheit noch für einen Moment in den Aufrechten Sitz (siehe Übung 4). Wählen Sie eine der möglichen Sitzpositionen. Achten Sie darauf, dass Ihr Becken aufgerichtet ist und Ihre Schultern entspannt sind. Finden Sie eine gute Position für Ihren Kopf. Wenn Sie sich eingerichtet haben, beobachten Sie in dieser Position Ihren Atem. Vergleichen Sie die Beobachtungen mit denen in der Rückenlage: Was unterscheidet sich? Was ist ähnlich? Nehmen Sie sich hierfür etwa zehn Atemzüge Zeit und beenden Sie anschließend Ihre Übungseinheit.

Modul 1.2

In dieser Einheit geht es darum, den Fokus auf die Wahrnehmung des Atems und der Atemräume zu lenken. Auch wird die Bewegung des Atems in den Übungsabläufen fokussiert.

1) Grundhaltung: Aufrechter Sitz
Richten Sie sich im Aufrechten Sitz ein. Nehmen Sie Ihren Körper für einen Moment wahr. Haben Sie eine gute Position für sich gewählt? Richten Sie Ihre Aufmerksamkeit anschließend

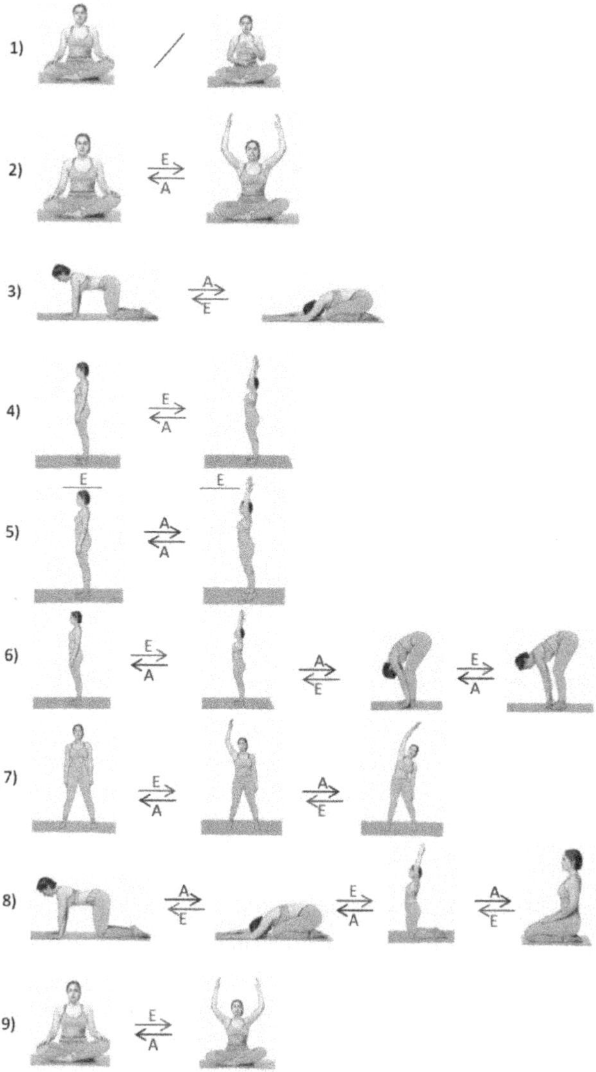

Abb. 12: Atemräume wahrnehmen

auf Ihren Atem, legen Sie eine Hand auf Ihren Brustbereich und eine auf Ihren Bauchraum. Beobachten Sie, wie Ihr Atem fließt. Können Sie die Bewegung Ihres Atems im Körper wahrnehmen? Wie sich einatmend das Brustbein anhebt und die Bauchdecke nach außen wölbt und ausatmend die Bauchdecke wieder nach innen sinkt und das Brustbein sich absenkt. Versuchen Sie diese Bewegung bewusst zu verfolgen. Einatmen-Brustbein-Bauchdecke, Ausatmen-Bauchdecke-Brustbein. Spüren Sie, wie sich Ihre Lunge ausdehnt und zusammenzieht?

Diese Bewegung findet in drei Bereichen statt: im Brustraum, im Bauchraum und in den seitlichen Bereichen der Lunge. Bei den Bewegungsabläufen steht oft ein Bewegungsaspekt des Atems im Vordergrund. Um das Prinzip hinter der Verbindung von Bewegung und Atem zu verstehen, ist es wichtig, die dahinterliegenden Bewegungsgrundlagen zu begreifen. Die Bewegungen lassen sich in *einatem-* und *ausatemgeführte* Bewegungen einteilen.

Ausatemgeführte Bewegungen sind beispielsweise Vorbeugen, Seitbeugen, Drehungen und Bewegungen, bei denen sich der Raum für die Atemluft von der Ausgangsposition in die Zielposition verkleinert.
Die Stellung des Kindes beispielsweise, bei der die Unterschenkel am Boden sind, das Gesäß auf den Fersen liegt und Kopf und Unterarme auf der Unterlage liegen, ist eine Vorbeuge. Die Vorderseite des Rumpfes wird komprimiert und die Rückseite ist lang. Im Bewegungsfluss vom Vierfüßler-Stand zur Stellung des Kindes verkleinert sich der Bauchraum und somit auch der Raum, in dem sich die Lunge ausdehnen kann.

Zu den einatemgeführten Bewegungen gehören die Rückbeugen und Bewegungen, bei denen sich unser Raum für die Atemluft von der Ausgangsposition in die Zielposition vergrößert; so zum Beispiel, wenn Sie die Arme anheben. Der Aufrechte Sitz mit angehobenen Armen ist eine Form der Rückbeuge. Die Vorderseite des Rumpfes wird gedehnt, die Rückseite wird leicht komprimiert. Die Aufrichtung der Wirbelsäule geschieht vom Brustbein aus, und der Kopf ist leicht mit angehoben, sodass der Rücken vom Becken bis zum Scheitel einen harmonischen Bogen beschreibt.

2) Grundhaltung: Aufrechter Sitz
Wenn Sie Ihren Atem im Sitzen für einen Moment beobachtet haben, gehen Sie zur ersten Bewegung über. Nehmen Sie vorher noch einen bewussten Atemzug, dann heben Sie mit der Einatmung die Arme und lassen sie ausatmend wieder nach unten sinken (siehe Modul 1.1, Übung 5).

Versuchen Sie ab jetzt, die Bewegung des Atems im Körper dafür zu nutzen, die Übungen zu gestalten. Wenn Sie einatmen, lassen Sie den Atem in die oberen Bereiche der Lunge einströmen, Ihr Brustbein hebt sich an, der Kopf geht mit nach oben, und die Arme nehmen den Bewegungsimpuls auf. All dies geschieht in einem sehr kurzen Zeitraum. Wenn der Atem in die Lunge strömt, startet die Bewegung beim Brustbein, der Kopf hebt sich leicht an. Das Heben der Arme ist eine Verstärkung dieser Bewegung. Nehmen Sie sich ein paar Wiederholungen Zeit, um ein Gefühl dafür zu bekommen, wie der Atem und die Bewegung zusammenhängen. Bei dieser Übung liegt der Schwerpunkt auf der Bewegung des Brustbeins und somit dem Einatmen.

3) Grundhaltung: Vierfüßler-Stand
Kommen Sie in den Vierfüßler-Stand und üben Sie den Ablauf von Vierfüßler-Stand und Stellung des Kindes (siehe Modul 1.1, Übung 3). Bei der folgenden Übung achten Sie besonders auf die Bewegung Ihrer Bauchdecke. Nehmen Sie einen bewussten Atemzug und beginnen Sie das Becken nach hinten

und die Bauchdecke nach innen zu bewegen. Spüren Sie, wie die Luft durch das Kleinerwerden des Bauchraums und der Lunge wieder aus dem Körper strömt. Einatmend beginnen Sie die Bewegung wieder beim Brustbein, richten Sie den Rücken gerade aus und bewegen Sie ihn mithilfe des Beckens in die Ausgangsposition. Beobachten Sie die Bewegung Ihrer Bauchdecke.

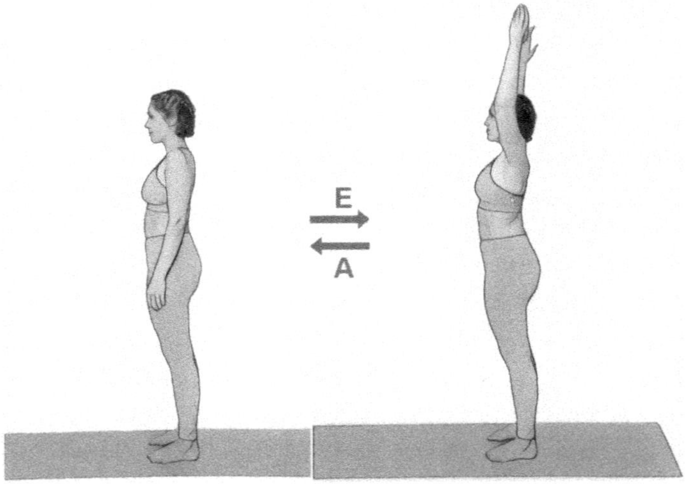

Abb. 13: Stabiler Stand, Arme nach oben, Fersen am Boden

4) Grundhaltung: Stabiler Stand

Richten Sie sich im aufrechten Stabilen Stand ein. Achten Sie auf die Ausrichtung Ihrer Füße, Ihrer Knie, das aufgerichtete Becken, entspannte Schultern und darauf, dass Ihr Kopf sich in Verlängerung der Wirbelsäule befindet und Ihr Nacken lang ist. Spüren Sie die Aufrichtung in dieser Haltung und beobachten Sie einige Atemzüge lang die Bewegung Ihres Atems. Beginnen Sie sich einatmend vom Brustbein aus aufzurichten, der Kopf hebt sich mit an und die Arme folgen. Ausatmend lassen Sie Arme und Brustbein wieder nach unten sinken. Beobachten Sie genau den Zusammenhang zwischen der Bewegung des

Atems und den Übungen. Wie fühlt sich die Übung im Vergleich zum Sitzen an? Können Sie Unterschiede feststellen? Ist es ähnlich?

5) Grundhaltung: Stabiler Stand
Den Bewegungsablauf der folgenden Übung kennen Sie bereits (siehe Modul 1.1, Übung 6). Die Atemführung ist diesmal allerdings eine andere. Suchen Sie sich im Stabilen Stand einen Fixationspunkt, um das Gleichgewicht besser halten zu können. Atmen Sie frei im Stand ein, mit der Ausatmung lösen Sie die Fersen vom Boden und heben die Arme an. Atmen Sie in der Haltung ein und bringen Sie mit der nächsten Ausatmung die Arme wieder neben den Körper und die Fersen zum Boden. Atmen Sie in Ruhe ein und beginnen Sie ausatmend wieder mit der Bewegung.

Wie ist es für Sie, die Bewegung mit der Ausatmung durchzuführen? Können Sie Unterschiede bemerken im Vergleich zur ursprünglichen Atemführung (Anheben mit der Ein- und Absenken mit der Ausatmung)?

6) Grundhaltung: Stabiler Stand
Die nächste Übung ist die Vorbeuge aus dem Stand. Die Vorbeuge wird nun mit genauer Atemführung geübt. Zusätzlich zur Atemführung wird noch eine Bewegung angefügt.

Grundlage der Übung ist der Stabile Stand. Mit der Einatmung richten Sie sich vom Brustbein aus auf und heben die Arme über vorne an. Achten Sie darauf, die Arme nicht zu eng zu führen. Mit der Ausatmung kommen Sie mit geradem Rücken in die Vorbeuge. Das Becken bewegt sich hierfür leicht zurück, die Wirbelsäule ist lang. Beugen Sie die Knie, lassen den Rücken rund werden und Hals und Nacken entspannen. Einatmend richten Sie nur das Brustbein auf, sodass Ihr Rücken in der

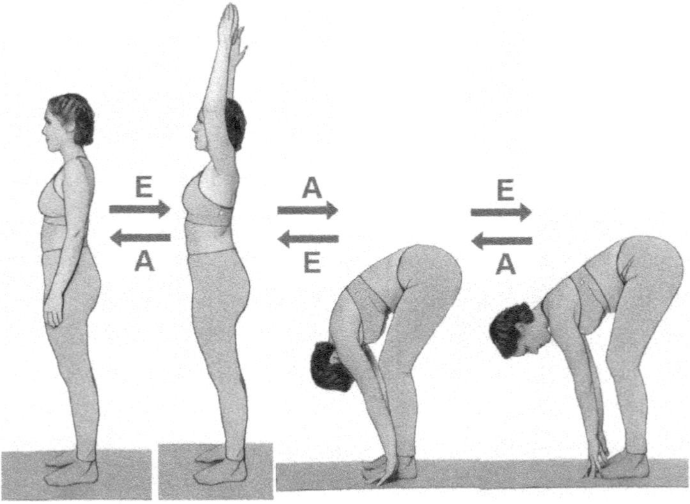

Abb. 14: Aufrichtung aus der Vorbeuge

Vorbeuge gerade wird, die Knie bleiben gebeugt und der Blick geht Richtung Boden. Ausatmend lassen Sie den Rücken noch mal rund werden und nach unten sinken, Hals und Nacken hängen entspannt nach unten. Mit der nächsten Einatmung richten Sie sich von der Brustwirbelsäule aus auf, der Rücken wird gerade, dann bewegt das Becken den geraden Rücken nach oben. Die Arme werden über vorne nach oben geführt. Ausatmend bewegen Sie die Arme nach unten, Brustbein und Kopf sinken ebenfalls wieder nach unten in die Ausgangsposition.

Nutzen Sie die aufrichtende Wirkung der Einatmung, um das Aufrichten der Brustwirbelsäule in der Vorbeuge zu unterstützen. Durch das Einströmen der Atmung in die oberen Bereiche der Lunge hebt sich das Brustbein an, und die Wirbelsäule richtet sich auf.

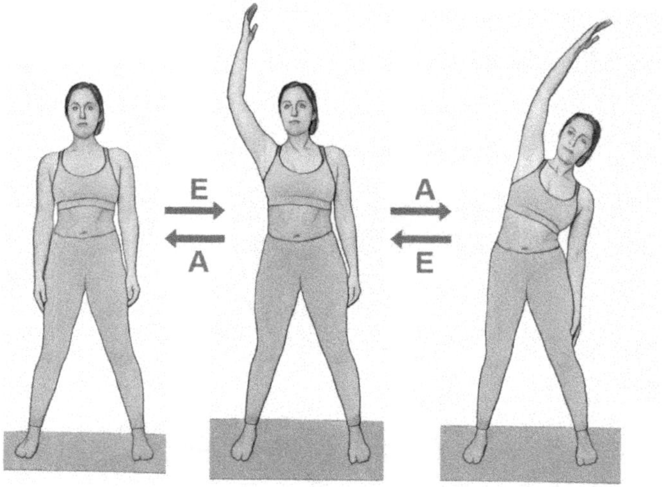

Abb. 15: Seitbeuge

7) Grundhaltung: Stabiler Stand

Bei der nächsten Übung, einer Seitbeuge, geht es darum, die seitlichen Bereiche der Lunge wahrzunehmen. Richten Sie sich mit leicht gegrätschten Beinen im Stand ein, die Füße sollten etwas weiter als schulterbreit voneinander entfernt stehen. Einatmend heben Sie den rechten Arm über die Seite an. Ausatmend neigen Sie sich leicht nach links, einatmend kommen Sie wieder zurück zur Mitte und ausatmend lassen Sie den Arm wieder neben den Körper sinken.

Wenn Sie sich zur Seite neigen, beachten Sie, dass Ihr Becken möglichst in der Ausgangsposition bleibt und Sie nicht in der Hüfte einknicken. Die Beugung beginnt oberhalb der Hüfte und wird so weit ausgeführt, dass Sie die Länge in der rechten Rumpfseite spüren können. Achten Sie darauf, dass Ihre linke Körperhälfte nicht zu stark komprimiert wird und hier in der Taille kein Knick entsteht, sondern dass links und rechts am Rumpf ein harmonischer Bogen bestehen bleibt. Ihr Kopf bleibt in der Verlängerung der Wirbelsäule, lassen Sie ihn nicht zu stark zur Seite sinken.

Wenn Sie den Ablauf mit dem rechten Arm geübt haben, wiederholen Sie ihn mit dem linken Arm. Beenden Sie diese asymmetrische Übung immer, nachdem Sie mit dem linken Arm geübt haben; üben Sie also gleich häufig zu beiden Seiten.

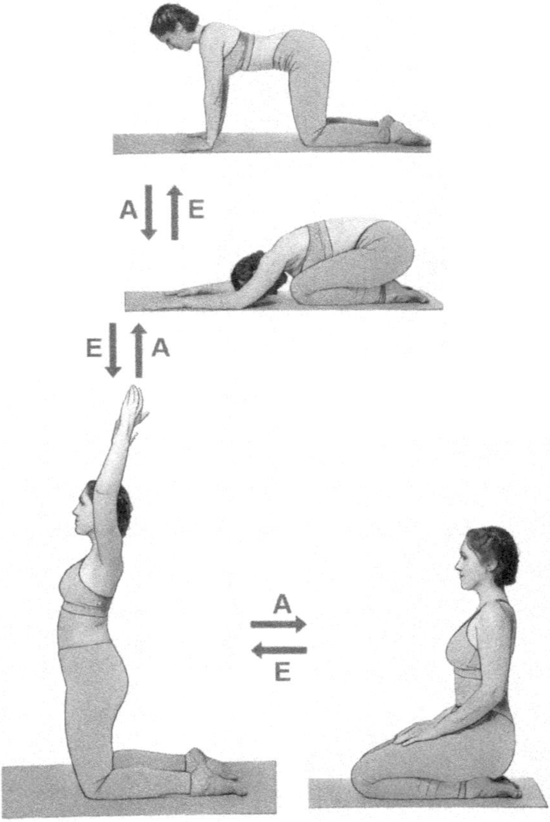

Abb. 16: Sequenz mit Kniestand

8) Grundhaltung: Vierfüßler-Stand
Richten Sie sich für die nächste Übung im Vierfüßler-Stand ein. Achten Sie auf Ihre Hände, Ellbogen, die Position Ihrer Knie unter der Hüfte und darauf, dass Ihr Rücken gerade ist und Ihr

Kopf sich in Verlängerung der Wirbelsäule befindet. Der Blick ist nach unten gerichtet. Ausatmend lassen Sie Ihr Becken Richtung Ferse sinken, der Rücken wird am Ende der Bewegung rund, Stirn und Unterarme kommen zum Boden. Einatmend richten Sie den Rücken vom Brustbein aus auf, heben die Arme nach oben an, das Becken schiebt sich nach vorne, und Sie kommen in den Kniestand. Ausatmend lassen Sie die Arme nach unten sinken und bewegen das Becken auf die Fersen in den Fersensitz. Einatmend richten Sie sich wieder zum Kniestand auf, indem Sie die Arme anheben und das Becken von den Fersen lösen und nach vorne bewegen. Ausatmend bewegen Sie das Becken wieder zurück Richtung Fersen und lassen den Oberkörper und die Arme mit geradem Rücken nach vorne sinken. Am Ende der Bewegung wird der Rücken rund, und Unterarme und Stirn kommen am Boden in der Stellung des Kindes an. Mit der Einatmung richten Sie sich vom Brustbein aus auf und lassen Ihr Becken den geraden Rücken nach vorne in den Vierfüßler-Stand bewegen.

Versuchen Sie bei dieser Übung bei jeder Einatmung die Aufrichtung des Brustbeins zu beachten. Nutzen Sie den Atem, um den Bewegungsablauf fließend zu gestalten.

Variationen: Variieren Sie den Vierfüßler-Stand und die Stellung des Kindes, wie Sie es bei dem vorherigen Üben dieses Ablaufs getan haben. Legen Sie sich gegebenenfalls eine Decke unter die Knie. Wenn Ihnen der Kniestand unangenehm ist, bleiben Sie einfach in dem Ablauf von Vierfüßler-Stand und Stellung des

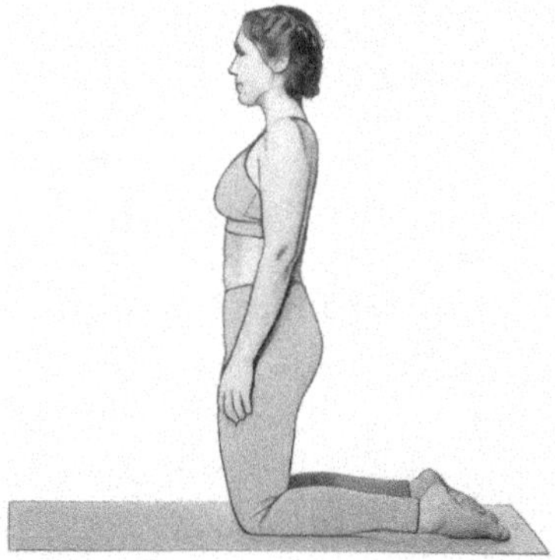

Abb. 17: Kniestand als Alternative zum Fersensitz

Kindes und lassen Sie den anderen Teil des Bewegungsablaufes weg.
Sollte das Ausüben des Fersensitzes Schwierigkeiten mit sich bringen, verweilen Sie im Kniestand und lassen ausatmend nur die Arme nach unten sinken. Einatmend heben Sie anschließend die Arme wieder an und kommen ausatmend in die Stellung des Kindes.

9) Grundhaltung: Aufrechter Sitz
Richten Sie sich im Aufrechten Sitz ein. Spüren Sie einen Moment in Ihren Körper, wie fühlt er sich nach dem Üben an?

Wenden Sie Ihre Aufmerksamkeit nun Ihrem Atem zu. Beobachten Sie, wie er im Moment fließt. Können Sie die Bewegung Ihres Atems im Körper wahrnehmen? Wenn ja, wo können Sie Ihren Atem wahrnehmen? Spüren Sie eine Veränderung im Vergleich zum Beginn der Stunde? Beobachten Sie Ihren Atem für einen Moment.

Verbinden Sie nun noch einmal eine Bewegung mit dem Atemfluss. Einatmend richten Sie sich vom Brustbein aus auf, heben die Arme an und ausatmend lassen Sie die Arme wieder nach unten sinken und das Brustbein sich entspannen (siehe Modul 1.1, Übung 5).

Modul 1.3

In dieser Einheit wird die strömende Atmung eingeführt. Zudem geht es darum, die Bewegungen noch bewusster mit der jeweiligen Atemphase zu verbinden, indem der Atemfluss beginnt, bevor die Bewegung angefangen wird.

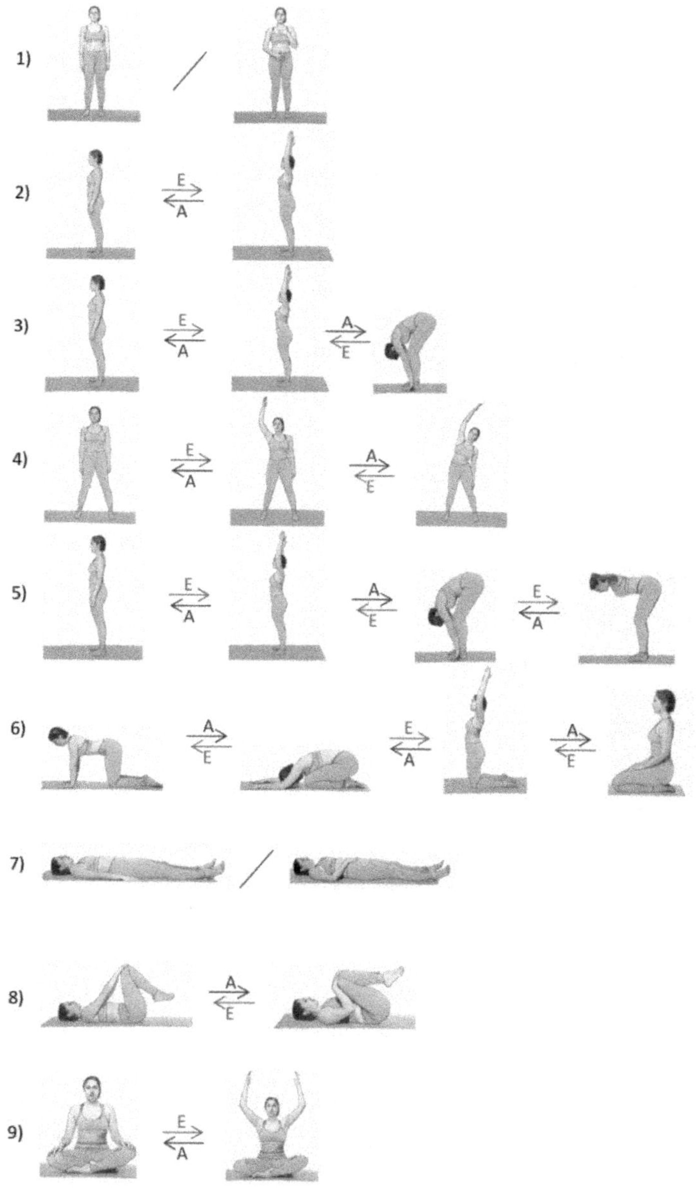

Abb. 18: Strömende Atmung (Ujjayi)

1) Grundhaltung: Stabiler Stand

Nehmen Sie sich einen Moment, um sich im Stabilen Stand einzurichten. Spüren Sie in Ihren Körper – wie fühlt er sich jetzt im Moment an? Wenden Sie Ihre Aufmerksamkeit Ihrem Atem zu – wie fließt er? Können Sie die Bewegung Ihres Ein- und Ausatmens im Körper wahrnehmen? Versuchen Sie den Moment wahrzunehmen, in dem Ihr Einatmen beginnt, und den Moment, in dem Ihr Ausatmen beginnt.

2) Grundhaltung: Stabiler Stand

Richten Sie sich im aufrechten Stabilen Stand ein und bewegen Sie die Arme in Ihrem Atemrhythmus (siehe Modul 1.2, Übung 4). Lassen Sie ganz bewusst erst das Einatmen beginnen, bevor Sie Kinn und Brustbein anheben und die Arme nach oben bewegen. In der Haltung angekommen, lassen Sie erst Ihr Ausatmen beginnen, bevor Sie die Arme wieder nach unten bewegen und Ihr Kinn und Brustbein absenken. Lassen Sie ganz bewusst erst die Atemphase beginnen, bevor die Bewegung beginnt. Dies führt dazu, dass Sie in jeder Haltung für einen Moment verweilen, bevor die nächste Bewegung startet.

3) Grundhaltung: Stabiler Stand

Auch bei der Vorbeuge aus dem Stand (siehe Modul 1.1, Übung 7) achten Sie auf die Reihenfolge von Atem und Bewegung: Erst beginnt der Atem, dann startet die Bewegung. Nutzen Sie die Übung, um zu beobachten, wie Ihr Kreislauf im Moment ist, und um Ihre Rückenmuskulatur zu bewegen.

4) Grundhaltung: Stabiler Stand

Auch bei der Seitbeuge aus dem Stand mit leicht gegrätschten Beinen (siehe Modul 1.2, Übung 7) ordnen Sie die einzelnen Bewegungen ganz bewusst der jeweiligen Atemphase zu.

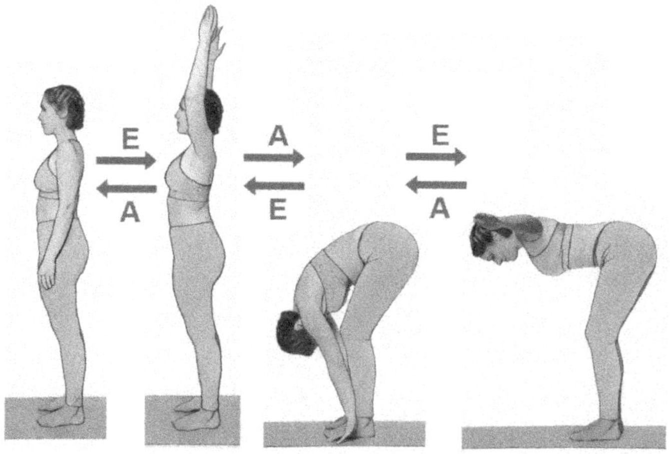

Abb. 19: Sequenz mit Vorbeuge – halbseitig

5) Grundhaltung: Stabiler Stand

Der folgende Bewegungsablauf baut auf der Vorbeuge aus dem Stand auf. Richten Sie sich gut im Stabilen Stand ein. Nehmen Sie einen bewussten Atemzug, atmen Sie ein und aus. Heben Sie einatmend die Arme an, ausatmend kommen Sie erst mit geradem Rücken in die Vorbeuge, dann lassen Sie den Rücken rund werden und beugen die Knie; Hals und Nacken sind entspannt. Richten Sie sich nun einatmend auf, sodass Ihr Oberkörper parallel zum Boden kommt, und führen Sie die Arme seitlich auf Schulterhöhe, Blick Richtung Boden. Ausatmend kommen Sie wieder nach unten in die Vorbeuge, einatmend richten Sie sich vom Brustbein aus auf, der Rücken wird gerade, dann bewegt das Becken den geraden Rücken nach oben, die Arme werden mit nach oben geführt. Ausatmend lassen Sie die Arme nach unten sinken, das Brustbein senkt sich ab.

Wenn Sie sich in die halbe Vorbeuge aufrichten, lassen Sie den Atem Ihr Brustbein und von dort aus den ganzen Rücken aufrichten. Achten Sie darauf, dass Ihr Kopf in Verlängerung der

Wirbelsäule bleibt, wenn Sie in der halben Vorbeuge sind. Der Blick ist zum Boden gerichtet, nicht nach vorne. Die Arme sind auf Schulterhöhe seitlich ausgestreckt, ebenfalls parallel zum Boden, wie der Oberkörper. Die Beine bleiben in der gebeugten Position der Vorbeuge.

Variationen: Wenn Ihr Kreislauf Schwierigkeiten macht, wenn Sie zwei Atemzüge hintereinander in die Vorbeuge kommen, lassen Sie den letzten Teil der Übung weg und üben Sie die normale Vorbeuge (siehe Modul 1.1, Übung 7). Bei Beschwerden im Rücken, speziell im unteren Rücken, üben Sie den Bewegungsablauf wie beschrieben mit einem Hocker.

6) Grundhaltung: Vierfüßler-Stand

Nutzen Sie diesen Bewegungsablauf (siehe Modul 1.2, Übung 8), um Ihre Wirbelsäule entspannt zu bewegen und die Reihenfolge von Atem und Bewegung weiter zu verinnerlichen.

7) Grundhaltung: Rückenlage

Richten Sie sich in der Rückenlage ein. Spüren Sie in Ihrem Körper, ob die Position, die Sie gewählt haben, jetzt im Moment stimmig ist.

Wenden Sie Ihre Aufmerksamkeit nun Ihrem Atem zu. Beobachten Sie, wie Ihr Atem im Moment fließt. Können Sie die Bewegung Ihres Atems wahrnehmen? Beobachten Sie die Bewegung der Bauchdecke – einatmend wölbt sie sich nach außen, ausatmend sinkt sie nach unten.

Praktizieren Sie nun eine kleine Vorübung zur Strömenden Atmung: Stellen Sie sich vor, Sie würden ausatmend einen Spiegel anhauchen. Heben Sie die Hand vor den Mund und hauchen Sie ausatmend durch den Mund Ihre Hand an. Atmen Sie anschließend frei ein. Hauchen Sie so ein paarmal ausatmend Ihre Hand an und beobachten Sie, was in Ihrem Hals und Rachenraum passiert: Können Sie spüren, dass andere Muskulatur angesprochen wird als bei der freien Atmung? Hören Sie das Geräusch des Hauchens?

Wenn Sie ein Gefühl dafür bekommen haben, was während des Hauchens in Ihrem Hals passiert, schließen Sie den Mund und atmen durch die Nase aus und ein. Versuchen Sie bei der Ausatmung durch die Nase das gleiche Gefühl im Hals zu erzeugen, was Sie während des Hauchens verspürt haben. Sie sollten währenddessen ein leichtes, strömendes Geräusch hören. Dieses Geräusch dient in erster Linie der eigenen, inneren Wahrnehmung und muss von außen nicht hörbar sein. Nach und nach können die Atmung und das Geräusch immer feiner und leiser werden.

Wenn Sie die Strömende Atmung für etwa zehn Atemzüge praktiziert haben, lassen Sie Ihren Atem wieder frei fließen. Was passiert mit ihm, wenn Sie diese Atemtechnik praktizieren? Wie fühlt er sich im Anschluss an? Nehmen Sie sich einen Moment, um Ihren Atem zu beobachten.

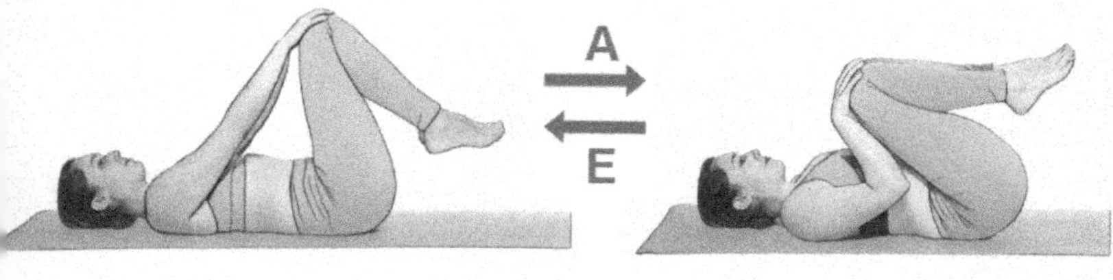

Abb. 20: Knie-zum-Kopf-Übung

8) Grundhaltung: Rückenlage

Versuchen Sie die Strömende Atmung während einer Bewegung umzusetzen. Richten Sie sich in der Rückenlage ein und stellen Sie die Füße vor dem Gesäß auf. Legen Sie die Handflächen auf den Knien ab, die Füße lösen sich vom Boden. Die

Handflächen liegen locker auf den Knien und die Fingerspitzen zeigen Richtung Füße. Die Arme sind lang.

Mit der Ausatmung lassen Sie Ihre Knie nach unten Richtung Rumpf sinken, die Ellbogen beugen sich. Einatmend führen Sie die Knie wieder vom Rumpf weg, die Arme werden wieder lang. Nutzen Sie für die Ausatmung die Strömende Atmung. Lassen Sie die Ausatmung beginnen, nehmen Sie das strömende Geräusch wahr und beginnen Sie anschließend mit der Bewegung der Beine Richtung Rumpf. Lassen Sie erst die strömende Atmung beginnen, bevor Sie mit der Bewegung beginnen.

Nutzen Sie das strömende Geräusch, um sich Ihres Atems noch bewusster zu werden. Es dient Ihrer direkten Rückmeldung, wann Ihre Ausatmung begonnen hat und wann Sie mit der Bewegung beginnen können. Die Strömende Atmung unterstützt Sie bei dem aktiven Umgang mit Ihrer Atmung und hilft Ihnen, sie bewusster wahrzunehmen.
Achten Sie während der Bewegung darauf, keinen Zug über die Arme auszuüben, der untere Rücken bleibt entspannt am Boden. Sie führen die Beine in dem für Sie möglichen Bewegungsspielraum. Der Umfang der Bewegung ist nicht entscheidend, achten Sie auf Ihren unteren Rücken.

Variationen: Wenn Sie schwer an Ihre Knie kommen, um die Hände darauf abzulegen, stellen Sie einen Hocker vor Ihr Gesäß. Legen Sie die Unterschenkel darauf ab. Sie sollten sich etwa im 90-Grad-Winkel zu Ihren Oberschenkeln und parallel zum Boden befinden. Die Oberschenkel stehen etwa im rechten Winkel zu Boden und Rumpf. Bewegen Sie die Unterschenkel ausatmend auf dem Hocker auf sich zu und einatmend wieder in die Ausgangsposition. Diese Variation können Sie auch ausprobieren, wenn Schwierigkeiten mit dem unteren Rücken oder der Beweglichkeit der Hüfte auftauchen. Beginnen Sie mit kleinen Bewegungen.

9) Grundhaltung: Aufrechter Sitz
Richten Sie sich im Aufrechten Sitz ein und bewegen Sie Ihre Arme mit der Atmung (siehe Modul 1.1, Übung 5). Heben Sie einatmend die Arme an, ausatmend lassen Sie sie mit der strömenden Atmung nach unten sinken.

Beachten Sie, dass die Strömende Atmung beginnt, bevor die Bewegung von Armen und Brustbein beginnt. Nutzen Sie diese bekannte Übung, um sich ganz auf den Ablauf von Atemfluss und Bewegung zu konzentrieren. Passen Sie die Bewegung Ihrem momentanen Atemfluss an.

Verweilen Sie noch für einen Moment im Aufrechten Sitz. Beobachten Sie Ihren Atem nach der Übung mit der Strömenden Atmung. Wie fühlt er sich an? Können Sie Veränderungen wahrnehmen im Vergleich zum Beginn der Stunde und vor der Strömenden Atmung? Ist es gleich geblieben?

Modul 1.4

In dieser letzten Einheit des ersten Moduls geht es darum, das bisher Gelernte zu vertiefen. Die Strömende Atmung wird vermehrt während der Bewegungsabläufe eingesetzt. Das Tönen der Silbe »MA« während der Ausatmung wird eingeführt, um die Ausatmung zu verlängern.

1) Grundhaltung: Aufrechter Sitz
Richten Sie sich im Sitzen ein. Spüren Sie Ihren Atem. Wie fließt er im Moment? Wie ist die Länge Ihres Atems? Nehmen Sie einen bewussten Atemzug und beginnen Sie mit der Übung.

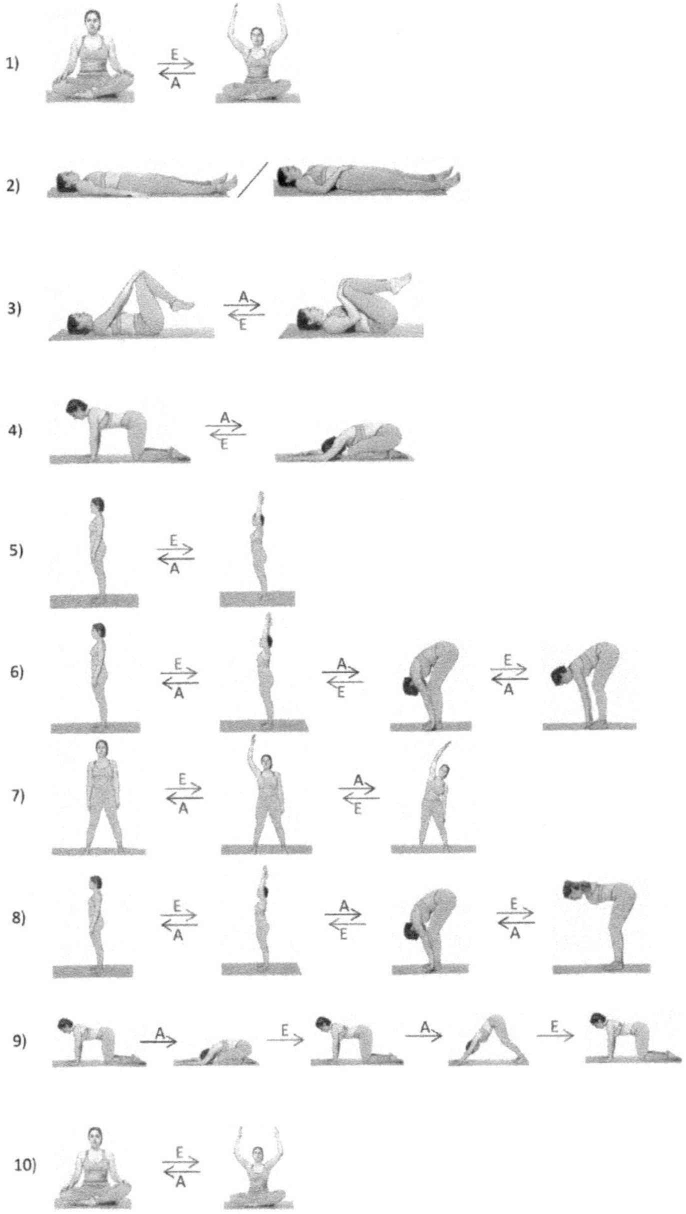

Abb. 21: Strömende Atmung während des Übens; Tönen

Lassen Sie das Einatmen beginnen, das Brustbein hebt sich an und Sie führen die Arme über die Seite nach oben. Wenn das Ausatmen beginnt, tönen Sie »MA« und lassen Sie die Arme und das Brustbein nach unten sinken.

Wählen Sie für das »MA« eine Tonlage, die Sie entspannt umsetzen können. Die Tonlage, in der Sie spontan beginnen, ist meistens sehr passend. Das »M« erklingt nur sehr kurz, die eigentliche Ausatmung und Bewegung findet während des »A« statt. Passen Sie die Bewegung der Länge Ihrer Atmung an. Ihr Ausatmen fließt wahrscheinlich länger, lassen Sie Ihre Arme demnach auch langsamer nach unten sinken.

2) Grundhaltung: Rückenlage
Nehmen Sie sich einen Moment in der Rückenlage, um zu Beginn der Einheit Ihren Körper wahrzunehmen. Wenn Sie ein Gefühl für ihn bekommen haben, wenden Sie Ihre Aufmerksamkeit Ihrem Atem zu. Beobachten Sie Ihren Atem für einen Moment.

3) Grundhaltung: Rückenlage
Wenn Sie ein Gefühl für Ihren Atem bekommen haben, stellen Sie sich darauf ein, mit der nächsten Bewegung zu beginnen. Stellen Sie die Füße vor dem Gesäß auf und üben Sie die Knie-zum-Kopf-Stellung (siehe Modul 1.4, Übung 3). Achten Sie darauf, ganz bewusst die Atmung beginnen zu lassen, bevor die Bewegung beginnt. Lassen Sie Ihren Atem die Bewegung führen. Ausatmend sinkt die Bauchdecke mit der Strömenden Atmung nach unten und macht Platz für die Beine, die in Richtung Rumpf sinken. Einatmend bewegt sich die Bauchdecke wieder nach außen und die Beine machen Platz, damit der Atem in die Lunge einströmen kann. Versuchen Sie Atem und Bewegungsfluss immer mehr zusammenzubringen.

4) Grundhaltung: Vierfüßler-Stand

Richten Sie sich im Vierfüßler-Stand ein und nehmen Sie einen bewussten Atemzug, bevor Sie mit der Übung beginnen (siehe Modul 1.1, Übung 3). Atmen Sie während der Übung mit der Strömenden Atmung aus. Lassen Sie die Atmung beginnen, bevor die Bewegung beginnt.

5) Grundhaltung: Stabiler Stand

Richten Sie sich im Stabilen Stand ein und suchen Sie sich einen Fixationspunkt, um das Gleichgewicht bei dieser Übung besser halten zu können (siehe Modul 1.1, Übung 6). Nutzen Sie die Übung, um zu beobachten, wie Ihr Kreislauf sich in diesem Moment anfühlt und wie beweglich Ihre Schultern sind.

6) Grundhaltung: Stabiler Stand

Üben Sie nun die Vorbeuge mit Aufrichtung während der Vorbeuge (siehe Modul 1.2, Übung 6). Achten Sie besonders darauf, wie das Aufrichten des Brustbeins durch die Einatmung die verschiedenen Formen der Aufrichtung in diesem Bewegungsablauf unterstützt. Nutzen Sie die Bewegung der Bauchdecke nach innen während der Ausatmung dazu, in der Vorbeuge den Rücken rund werden zu lassen und sich zu entspannen. Üben Sie mit der Strömenden Atmung während der Ausatmung.

7) Grundhaltung: Stabiler Stand

Um die seitlichen Bereiche der Lunge und die Rippenbögen sanft zu bewegen, richten Sie sich im leicht gegrätschten Stand ein und üben die Seitbeuge (siehe Modul 1.2, Übung 7). Ordnen Sie jede Bewegung ganz bewusst einer Atemphase zu, indem Sie den Atem starten lassen, bevor die Bewegung beginnt, und so in jeder Haltung einen Moment innehalten, bis die nächste Atemphase begonnen hat und die nächste Bewegung eingeleitet werden kann.

8) Grundhaltung: Stabiler Stand

Zum Ausgleich für die Vorbeuge und um Ihren Rücken für die nächste Übung vorzubereiten, üben Sie die Vorbeuge mit halber Vorbeuge (siehe Modul 1.3, Übung 4). Richten Sie Ihre Aufmerksamkeit auf die Bewegung Ihrer Wirbelsäule mit dem Atem, besonders auf die Aufrichtung mit der Einatmung und den langen Rücken in der halben Vorbeuge.

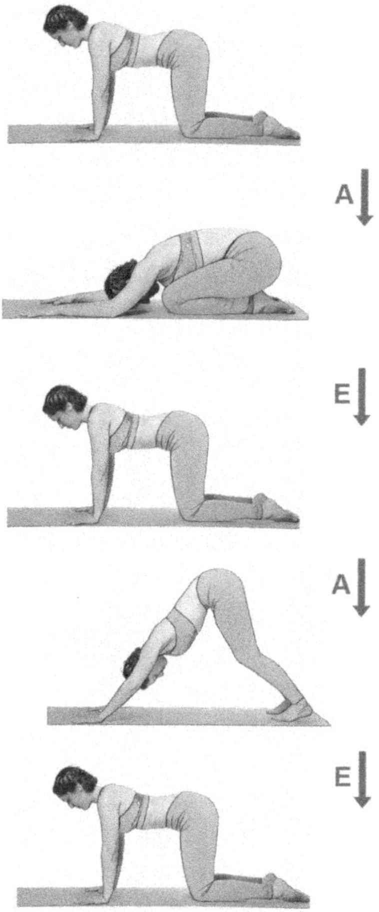

Abb. 22: Sequenz mit Nach Unten Schauendem Hund

9) Grundhaltung: Vierfüßler-Stand

Richten Sie sich im Vierfüßler-Stand ein. Bei der folgenden Übung, dem Nach Unten Schauenden Hund, geht es um einen langen, geraden Rücken. Einstieg ist der Bewegungsablauf von Vierfüßler-Stand und Stellung des Kindes, den Sie bereits kennengelernt haben.

Bewegen Sie aus dem Vierfüßler-Stand ausatmend Ihr Becken Richtung Ferse. Einatmend richten Sie sich vom Brustbein aus auf und Ihr Becken bewegt den geraden Rücken nach vorne in den Vierfüßler-Stand. Am Ende der Einatmung stellen Sie die Zehen auf. Ausatmend bewegen Sie das Becken nach hinten oben, die Knie lösen sich vom Boden und die Beine werden gerader, bleiben aber leicht gebeugt. Das Becken strebt nach oben, die Fersen ziehen Richtung Boden. Der Kopf hängt entspannt nach unten. Nehmen Sie einen Atemzug in der Haltung, um sich einzurichten. Einatmend bringen Sie Ihre Knie wieder zum Boden, legen die Zehen ab und beginnen ausatmend mit einem neuen Durchgang, indem Sie das Becken wieder Richtung Fersen in die Stellung des Kindes bewegen.

Achten Sie im Nach Unten Schauenden Hund darauf, dass Ihre Schultern möglichst entspannt sind. Lassen Sie sich »hineinsinken« und verbrauchen Sie nicht zu viel Energie, um sich nach oben zu stemmen. Versuchen Sie ein Gefühl von Weite in den Schultern zu erzeugen. Beugen Sie die Beine, damit Ihr unterer Rücken die Länge des restlichen Rumpfes fortführen kann. Behalten Sie guten Kontakt zum Boden, indem Sie mit den Fersen Richtung Boden streben, auch wenn diese den Boden nicht berühren. Oft ist es hilfreich, diese Übung auf einer rutschfesten Unterlage zu praktizieren, damit Sie mit Händen und Füßen guten Kontakt zum Boden halten können und keine zusätzliche Kraft brauchen, um die Hände und Füße in der Position zu halten.

Variationen: Variieren Sie die Übung angelehnt an den einfachen Ablauf von Vierfüßler-Stand und Stellung des Kindes. Wenn Sie die Position Ihrer Hände während der Übung zu verändern versuchen, weil das Abknicken der Handgelenke unangenehm ist, üben Sie den Nach Unten Schauenden Hund nicht. Da hier viel Gewicht auf den Handgelenken lastet, sollten Sie diese Übung auslassen und stattdessen die Variante des Ablaufs Vierfüßler-Stand – Stellung des Kindes praktizieren.

10) Grundhaltung: Aufrechter Sitz
Üben Sie zum Abschluss der Einheit erneut die Armbewegung mit »MA«-Tönen während der Ausatmung (siehe Übung 1). Beobachten Sie, wie sich die Übung am Ende der Stunde anfühlt: Wie fließt Ihr Atem? Wie ist die Bewegung? Hat sich etwas verändert? Ist es gleich geblieben? Wie klingt Ihre Stimme im Vergleich zum Beginn der Stunde?
Nehmen Sie sich im Anschluss Zeit, um Ihren Atem auch in Ruhe noch einen Moment zu beobachten, und beenden Sie die Stunde.

Wirksamkeit und Anwendung im Alltag

Durch die Praxis der Strömenden Atmung während der Ausatmung wird diese automatisch verlängert, weil die Luft durch die Verengung der Stimmritze im Kehlkopf langsamer aus der Lunge strömt. Dieser Effekt ist in den Aufzeichnungen der Atmung zu sehen, die wir bei allen TeilnehmerInnen nach Abschluss des ersten Moduls im Labor durchgeführt haben. In der nachfolgenden Grafik sehen Sie exemplarische Verläufe der Atmung zunächst in einer Ruhebedingung (Ausgangslage) und dann während der Praxis der Strömenden Atmung.

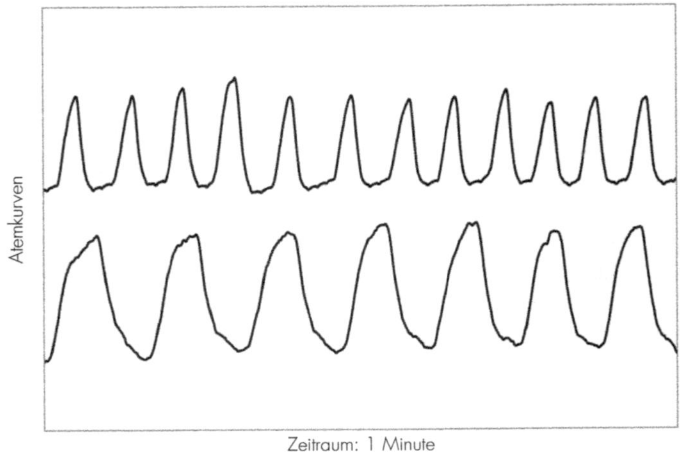

Abb. 23: Atmung in der Ausgangslage (oben) und während der Strömenden Atmung (unten, deutlich längere Atemzüge)

Das Hauptaugenmerk lag bei Modul 1 auf der Bewusstheit der eigenen Atmung und der Entspannung. Im vegetativen Nervensystem kommt es bei einer Entspannungsreaktion zu einer Umschaltung hin zur Dominanz des Parasympathikus. Der Sympathikus wird zugleich gedämpft und damit unter anderem auch die Aktivität der Schweißdrüsen reduziert. Die Haut wird trockener und die Hautleitfähigkeit sinkt (siehe Unterkapitel zur Hautleitfähigkeit in den physiologischen Grundlagen zu diesem Modul).

Durch wiederholte Einübung setzt die Entspannungsreaktion schneller und zuverlässiger ein. Das kann im Alltag genutzt werden, um bei starker Erregung und Anspannung erst einmal »tief durchzuatmen« und »runterzukommen«. Eine bewusste, ruhige und gleichmäßige Atmung wird in vielen Entspannungsverfahren genutzt, wie in der Grundstufe des autogenen Trainings, bei der progressiven Muskelentspannung oder der Hypnose.

Unsere TeilnehmerInnen haben das bewusste Atmen, mit oder ohne die Strömende Atmung (Ujjayi), in vielen Alltagssituationen eingesetzt. Wir geben Ihnen hier einige ihrer Aussagen wörtlich wieder, die zeigen, wie vielseitig die Möglichkeiten zur Anwendung sind.

»Bei Schlafproblemen habe ich angefangen, bewusst zu atmen.«
»Die Ujjayi-Atmung habe ich eingesetzt, um besser einschlafen zu können.«
»Zwei bis drei bewusste Atemzüge habe ich vor einzelnen Übungen (Liegestütze, Klimmzüge …) im Training eingesetzt. Das hat zur Konzentration beigetragen.«
»Die Ujjayi-Atmung konnte ich beim Üben der Bewegungsabläufe beim Yoga einsetzen.«
»Ujjayi konnte ich in diversen Situationen – von der Beruhigung nach einem Streit bis zum Einschlafen – einsetzen.«
»Die Ujjayi-Atmung konnte ich im Alltag sehr häufig einsetzen. Auch vor und nach dem Singen war sie sehr hilfreich.«
»Ujjayi ist sehr unauffällig, deshalb kann man auch in der U-Bahn oder vor Präsentationen üben.«
»Die Atemtechniken konnte ich beim Zugfahren, beim Autofahren, im Büro, beim Einkaufen, beim Einschlafen, in Lernpausen und allgemein in Situationen einsetzen, in denen Anspannung aufkam.«

Die Strömende Atmung war bei den meisten TeilnehmerInnen die beliebteste Atemtechnik. Sie wurde als sehr angenehm und hilfreich bewertet. Ein wichtiger Aspekt der Nützlichkeit war hierbei die universelle Anwendbarkeit, weil diese Atemtechnik keinerlei Hilfsmittel benötigt und von anderen Personen unbemerkt praktiziert werden kann. Am häufigsten wurde die Strömende Atmung genutzt: (1) als Einschlafhilfe, (2) um die Aufregung vor Vorträgen oder in persönlichen Auseinandersetzungen zu reduzieren oder (3) um beim Sport die Konzentration zu erhöhen.

Damit der Transfer von der Übungsmatte in den Alltag gelingt, sollten Sie am besten jetzt schon einige Gelegenheiten im Alltag auswählen, die Sie für das Üben nutzen möchten. Die Zeit vor dem Einschlafen bietet sich an, weil Sie in der liegenden Position dann sehr einfach die Strömende Atmung praktizieren können, eventuell unterstützt durch das Auflegen der Hände auf Bauch und Brust.

Als weiteren Anwendungsbereich empfehlen wir Ihnen, das Essen mit bewusstem Atmen zu verbinden. Wenn Sie normalerweise dazu neigen, eher hastig zu essen, und Gabel oder Löffel schon füllen, während Sie noch mit dem Kauen des letzten Happens beschäftigt sind, dann probieren Sie aus, was sich verändert, wenn Sie sich mehr Zeit nehmen und erst einen bewussten Atemzug nehmen, bevor Sie Gabel oder Löffel erneut füllen. Dann nehmen Sie sich automatisch auch mehr Zeit zum Kauen und können Ihr Essen besser schmecken und genießen.

Eine andere Gelegenheit, die Sie ebenfalls für die bewusste Atmung nutzen können, ist der alltägliche Gang zur Toilette. Physiologisch verträgt sich die Funktion der Ausscheidungsorgane nicht mit Stress und Hetze, denn sie wird durch den Parasympathikus gesteuert. Nutzen Sie das »stille Örtchen«, um sich eine Auszeit zu nehmen, mit tiefer Bauchatmung zu entspannen und in jeder Hinsicht ganz »loszulassen«.

Achten Sie im Alltag generell mehr auf Ihre Atmung und darauf, wann diese sich verändert. In welchen Situationen halten Sie die Luft an, atmen flacher oder schneller? Es besteht ein enger Zusammenhang zwischen unseren Emotionen und der Atmung. Dies wird auch daran deutlich, dass wir in manchen Momenten seufzen, wenn uns etwas emotional bewegt oder belastet.

Der Zusammenhang zwischen Emotionen und Atemmustern funktioniert in beide Richtungen: Emotionen verändern die Atmung, mit der Atmung lassen sich jedoch auch Emotionen verändern. Dies wird beispielsweise im Rahmen der Psychotherapie bei der Technik des »Alba Emoting« genutzt, um die Bewusstheit von Emotionen und deren Selbstregulation zu unterstützen (Kalawksi, 2013).

Um Wirkungen einer erhöhten Körperwahrnehmung und besseren Selbstregulation bei den TeilnehmerInnen des Trainings zu untersuchen, haben wir drei verschiedene Fragebögen eingesetzt. Der erste Fragebogen erfasst mehrere Facetten von Achtsamkeit. Es handelt sich um das »Umfassende Inventar von Achtsamkeitserfahrungen« (Comprehensive Inventory of Mindfulness Experiences, CHIME; Bergomi et al., 2014). Dieser Fragebogen enthält insgesamt acht Unterskalen, die wie folgt benannt sind:

Gewahrsein gegenüber äußeren Erfahrungen
Gewahrsein gegenüber inneren Erfahrungen
Bewusstes Handeln, Gegenwärtigkeit
Annehmende, nicht urteilende, mitfühlende Haltung
Nicht reaktive, weniger ichbezogene Orientierung
Offene, nicht vermeidende Haltung
Relativierung
Einsichtsvolles Verstehen

Das bewusste Atmen, das im Verlauf des Moduls in Verbindung mit sanften Yoga-Übungen erlernt wurde, beinhaltet eine Ausrichtung der Aufmerksamkeit auf Körperempfindungen. Dementsprechend wäre zu erwarten, dass vor allem das »Gewahrsein gegenüber inneren Erfahrungen« zunehmen würde. Die statistische Auswertung der Werte nach Abschluss von Modul 1 ergab jedoch auf keiner der Unterskalen bedeutsame Veränderungen gegenüber der Messung vor dem Beginn des Trainings.

Nach den drei anderen Modulen gab es hingegen bedeutsame Veränderungen auf zwei der Unterskalen (dazu später mehr). Ein Grund dafür, dass nach Modul 1 (noch) keine Zunahme der Achtsamkeit zu verzeichnen war, könnte darin liegen, dass Modul 1 immer zuerst durchlaufen wurde, sodass die TeilnehmerInnen bei der Messung erst zwei Wochen am Training teilgenommen hatten.

Anschließend wurden die Module 2 bis 4 in allen möglichen Kombinationen durchlaufen, um Effekte der Reihenfolge ausgleichen zu können. (Dies war für die Auswertung zwingend erforderlich. Folgen Sie bitte dennoch unserer Empfehlung und halten Sie sich an die vorgegebene Reihenfolge.)

Modul 2 konnte also beispielsweise direkt nach Modul 1 folgen oder auch an dritter Stelle nach Modul 3 oder 4 oder als letztes Modul des Trainings. Somit war das Training bei den anderen Modulen zum Zeitpunkt der Messung also bereits weiter fortgeschritten, und Effekte der vorherigen Module gingen zwangsläufig in die Messung mit ein.

Effekte auf das Wohlbefinden der TeilnehmerInnen untersuchten wir mit dem Fragebogen zum aktuellen körperlichen Wohlbefinden (FAW; Frank, 2011). Er enthält die folgenden sieben Skalen:

Zufriedenheit mit dem aktuellen Körperzustand
Ruhe/Muße
Vitalität/Lebensfreude
Nachlassende Anspannung
Genussfreude/Lustempfinden
Subjektive Konzentrations- und Reaktionsfähigkeit
Gepflegtheit, Frische, angenehmes Körperempfinden

Gegenüber der Messung unmittelbar vor Beginn des Trainings waren nach Modul 1 bedeutsame Verbesserungen auf den Skalen Ruhe/Muße sowie Nachlassende Anspannung zu verzeichnen. Auf weitere positive Veränderungen des Wohlbefindens im Anschluss an die anderen Module wird jeweils in den Abschnitten zur Wirksamkeit eingegangen.

Das subjektive Stresserleben der TeilnehmerInnen erfassten wir schließlich noch mit dem *Perceived Stress Questionnaire* (PSQ; Fliege et al., 2001). Bei der Bearbeitung soll beispielsweise angegeben werden, wie oft man sich gehetzt fühlt (fast nie, manchmal, häufig oder meistens). Der Gesamtpunktwert für den erlebten Stress nahm bei der Messung nach Modul 1 gegenüber der Messung vor Beginn des Trainings zwar ab, diese Veränderung wurde jedoch statistisch nicht signifikant. Wie oben bereits ausgeführt, begann das Training immer mit Modul 1, das wir als eine Art Basismodul für die Hinführung zum bewussten Atmen konzipiert haben. Beim Vergleich der nachfolgenden Module mit der Messung vor dem Training ging der in diesem Fall positive Effekt von Modul 1 also stets mit ein, und bei einem der Module wurde dann auch eine statistisch bedeutsame Verbesserung erreicht (siehe weiter unten).

Zusätzlich haben wir stets auch getestet, ob bei den Modulen 2 bis 4 im Vergleich mit den Messwerten nach Modul 1 eine bedeutsame Veränderung auftrat. Wenn dies der Fall war, unterstreicht dies eine spezifische Wirkung der jeweiligen Module. Wir berichten diese Ergebnisse ebenfalls, obwohl wir das Training als ein Gesamtpaket betrachten, in dem Modul 1 ein integraler Bestandteil ist.

MODUL 2: ATEMPHASEN AUSDEHNEN

Physiologische Grundlagen

Bei den physiologischen Grundlagen zu Modul 1 haben Sie bereits einige Experimente mit Ihrer eigenen Atmung durchgeführt, um sich Ihr normales Atemzugvolumen und Ihre Vitalkapazität bewusst zu machen. Außerdem haben Sie die Bauch- und Brustatmung miteinander verglichen und zur Yoga-Vollatmung verbunden. Falls Sie diese Übungen bei der Lektüre übersprungen haben sollten, wäre jetzt ein guter Zeitpunkt, um diese nachzuholen, da die nachfolgenden Übungen darauf aufbauen.

Wenn das Atemzugvolumen (Liter) mit der Atemfrequenz (Atemzüge pro Minute) multipliziert wird, ergibt dies das Atemzeitvolumen (Liter pro Minute). Sie wissen bereits, dass das Atemzugvolumen bei normaler Atmung in Ruhe etwa einen halben Liter beträgt. Aber wie schnell atmen wir eigentlich? Die Atemfrequenz wird üblicherweise in Atemzügen pro Minute angegeben und liegt bei gesunden Erwachsenen im Durchschnitt bei 14, variiert jedoch in einem Bereich von 10 bis 18 (Schmidt et al., 2010). Ausgehend vom Durchschnittswert ergibt sich ein Atemzeitvolumen von 7 Litern in einer Minute (14 Atemzüge pro Minute mal 0,5 Liter). Wenn sich die Atmung bei einer starken Belastung beschleunigt und vertieft, kann das Atemzeitvolumen auf bis zu 120 Liter pro Minute ansteigen (Schmidt et al., 2010).

Im Folgenden geht es jedoch nicht darum, das Atemzeitvolumen zu steigern, sondern darum, die Atemfrequenz schrittweise zu senken. Gleichzeitig wird tiefer geatmet, um das Atemzugvolumen zu erhöhen. Auf diese Weise kann das Atemzeitvolumen konstant bleiben – Sie atmen zwar langsamer, aber dafür tiefer, sodass das Produkt aus Atemzugvolumen und Atemfrequenz etwa gleich bleibt und somit trotz verlangsamter Atmung keine Atemnot entsteht.

Nach diesen theoretischen Vorüberlegungen und Rechnungen mit Durchschnittswerten aus dem Lehrbuch geht es nun wieder um Sie persönlich. Wie schnell atmen Sie eigentlich normalerweise? Um dies in einem kleinen Experiment zu bestimmen, benötigen Sie eine Uhr mit Sekundenzeiger oder eine Stoppuhr. Während die Uhr für eine Minute läuft, atmen Sie ganz normal weiter und zählen dabei Ihre Atemzüge. Sie können dazu auch Ihre Finger benutzen oder eine Strichliste machen, wenn es Ihnen schwerfallen sollte, sich die Zahl zu merken, bei der Sie gerade sind. Es ist nämlich gar nicht so einfach, die Aufmerksamkeit für eine Minute ganz auf das Zählen der Atemzüge zu richten. Und notieren Sie sich bitte das Ergebnis, um später prüfen zu können, ob sich Ihre Atemfrequenz durch das Training verändert hat.

●

Wenn Sie Ihre Atemfrequenz bestimmt haben, können Sie daraus direkt berechnen, wie lange ein Atemzug bei Ihnen normalerweise dauert, indem Sie 60 Sekunden durch die Atemfrequenz (Atemzüge pro Minute) teilen. Bei einer Atemfrequenz zwischen 10 und 15 ergeben sich Dauern zwischen 6 und 4 Sekunden für einen Atemzug. Die

Gesamtdauer eines Atemzyklus setzt sich zusammen aus der Einatmung (1,5 bis 2,5 Sekunden) und der Ausatmung (2,5 bis 3,5 Sekunden), die Ausatmung ist demnach normalerweise etwas länger als die Einatmung (Schmidt et al., 2010). Das Verhältnis beträgt ungefähr 2 zu 3, aber auch das variiert stark von Person zu Person.

Wie ist bei Ihnen das Verhältnis von Einatmung zu Ausatmung? In diesem Fall ist die Messung mit einer Uhr etwas mühsam, weil die Zeitabschnitte relativ kurz sind. Als Alternative bietet es sich an, dass Sie einfach in einem festen Tempo von eins ab zählen, während Sie einatmen. Am Ende der Einatmung merken Sie sich die Zahl, bei der Sie angelangt sind. Wenn dann die Ausatmung einsetzt, beginnen Sie wiederum von eins ab zu zählen und erhalten am Ende eine zweite Zahl. Sie können das für einige Atemzüge wiederholen, um zu prüfen, ob die Anzahl der Takte für die Ein- und für die Ausatmung relativ stabil ist.

●

Nun können Sie einfach das Verhältnis der Dauer von Einatmung und Ausatmung bestimmen. Sind beide Atemphasen gleich lang? Oder ist die Ausatmung auch bei Ihnen etwas länger? Gelegentlich kann es auch sein, dass jemand länger einatmet als ausatmet. Das ist individuell sehr unterschiedlich. Sie können das Experiment auch mit Familienangehörigen oder Freunden durchführen und werden vielleicht erstaunt sein, wie stark sich die Ergebnisse unterscheiden können. Auch in unseren Kursen haben wir festgestellt, dass die Spannbreite manchmal erheblich größer ist, als es die Angaben aus dem Lehrbuch erwarten lassen.

In der Modulübersicht in der Einleitung haben Sie bereits erfahren, dass beim Pranayama auch die Pausen nach der Einatmung und nach der Ausatmung beachtet werden. Vielleicht erinnern Sie sich noch an die entsprechende Beschreibung im *Yoga-Sutra* (Patañjali, 2010):

> *II.50 (Die Atemregelung) besteht aus den Vorgängen des Ausatmens, Einatmens und Anhaltens, und sie ist lang oder subtil, wenn Ort, Dauer und Zählung beobachtet werden.*

Bei Ihrer natürlichen, spontanen Atmung ist vermutlich kaum eine Pause nach der Einatmung festzustellen – die Ausatmung schließt sich unmittelbar an. Nach der Ausatmung ist demgegenüber eher eine kurze Pause wahrnehmbar, auch wenn diese kaum länger als eine Sekunde dauern dürfte. Wahrscheinlich haben Sie noch nie bewusst auf diese beiden Zeitpunkte der Atmung geachtet, doch genau das ist nun der nächste Schritt, bevor wir damit beginnen, diese Pausen allmählich zeitlich auszudehnen. Atmen Sie möglichst natürlich weiter, während Sie auf die Übergänge zwischen der Einatmung und Ausatmung achten. Treten Pausen auf? Und wenn ja: Wie lange sind diese etwa? Unterscheidet sich die Pause nach der Einatmung von der Pause nach der Ausatmung?

●

Vielleicht fällt es Ihnen schwer, die Atmung zu beobachten, ohne sie zu beeinflussen. Das geht vielen Menschen so. Solange man nicht darauf achtet, fließt der Atem ganz natürlich und automatisch. Aber in dem Moment, wo Sie Ihre Aufmerksamkeit darauf richten, verändert sich dadurch häufig auch das Atmen. Sie betonen möglicherweise die Atmung und atmen tiefer als gewöhnlich; oder Sie wissen nicht genau, ob die Pausen von selbst entstehen und immer auftreten oder nur deshalb, weil Sie gerade so konzentriert auf eine Pause »lauern«.

Mit etwas Übung wird es Ihnen jedoch immer besser gelingen, Ihren natürlichen Atem zunächst einfach nur zu beobachten. Das ist der Ausgangspunkt, von dem aus wir in diesem Modul mit der bewussten Ausdehnung beginnen werden. Dabei greifen wir in die automatische Regelung ein, die von einem komplexen Netzwerk im Hirnstamm gesteuert wird. Dort befinden sich verschiedene Gruppen von Nervenzellen, die die Einatmung oder die Ausatmung initiieren und sich gegenseitig hemmen oder erregen, je nachdem, in welcher Phase der Atmung Sie sich gerade befinden.

Zusätzlich gibt es Sensoren, die den Atemvorgang beeinflussen, indem sie Signale an den Hirnstamm melden. So befinden sich beispielsweise Dehnungsrezeptoren in der Lunge, die am Ende der Einatmung aktiv werden und eine weitere Einatmung hemmen, um eine Überdehnung der Lunge zu verhindern. Außerdem gibt es Chemorezeptoren im Halsbereich, die den Kohlendioxidgehalt im Blut messen. Wenn dieser zu hoch wird, nimmt der Atemantrieb zu, das heißt, wir spüren den starken Drang zu atmen.

Sie können auch dazu einen kleinen Selbstversuch unternehmen: Wie lange können Sie die Luft anhalten? Stoppen und notieren Sie die Zeit, dann können Sie später testen, ob sich durch das Training auch hier bei Ihnen etwas verändert hat.

Wahrscheinlich haben Sie den Atemvorgang nach dem Einatmen angehalten – das machen die meisten Menschen so. Es hat den Vorteil, dass die Lunge mit Atemluft gefüllt ist und dadurch noch etwas länger Sauerstoff durch die Lungenbläschen aufgenommen werden kann. Dann beginnt die Sauerstoffsättigung im Blut langsam zu sinken und gleichzeitig steigt der Gehalt an Kohlendioxid, den die Chemorezeptoren messen. Diese Veränderungen bei einem Stillstand der Atmung *(Apnoe)* werden nur für kurze Zeit toleriert: 10 bis 30 Sekunden (Schmidt et al., 2010). Dann setzt eine vertiefte Atmung ein. Allerdings kann diese Zeitspanne durch Training stark verlängert werden, wie Apnoe-Taucher eindrucksvoll demonstrieren, die Tauchgänge von mehreren Minuten ohne Atemgerät absolvieren. In Modul 4 werden wir im Zusammenhang mit der Hyperventilation noch einmal auf dieses Thema zurückkommen.

In unseren Studien waren wir oft selbst überrascht, dass nahezu alle TeilnehmerInnen, auch solche, die anfangs sehr kurze Atemzyklen hatten, ihre Atemfrequenz durch Training allmählich auf bis zu 3 Atemzüge pro Minute senken konnten, ohne dabei in Atemnot zu geraten oder sich besonders anstrengen zu müssen. Ganz im Gegenteil berichteten sie, nach diesen Übungen sogar besonders tief entspannt zu sein.

Allerdings gelingt dies meist nicht auf Anhieb, sondern erfordert ein behutsames, schrittweises Training. Es kommt auch nicht darauf an, extrem langsam und tief zu atmen. Bereits eine Verlangsamung der Atmung auf 6 Atemzüge pro Minute, die den meisten Menschen gut möglich ist, geht mit deutlichen physiologischen Effekten einher, die sich vor allem in den durch die Atmung bedingten Schwankungen der Herzrate zeigen.

Herzrate und Atmung: Wie das Atmen auf das Herz wirkt

Die Herzrate wird üblicherweise in Schlägen pro Minute angegeben. In Ruhe liegt sie bei gesunden Erwachsenen bei etwa 70 Schlägen pro Minute, hängt jedoch wiederum auch vom Trainingszustand ab. Bei einem gut trainierten Sportler ist die Herzrate in Ruhe niedriger. Die Abstände zwischen den einzelnen Herzschlägen spielen bei der Angabe der Gesamtzahl der Schläge pro Minute keine Rolle. Diese Abstände von Herzschlag zu Herzschlag liefern jedoch wichtige Informationen über das autonome Nervensystem.

Die Abstände zwischen den Herzschlägen unterliegen nämlich rhythmischen Schwankungen. Diese Schwankungen – auch bezeichnet als *Herzratenvariabilität* (HRV) – hängen zum einen mit der Regulation des Blutdrucks zusammen und haben eine Zyklusdauer von ungefähr 10 Sekunden (also eine Frequenz von 0,1 Hz). Die zweite Ursache für rhythmische Schwankungen der Herzrate ist die Atmung. Der Fachausdruck für diese Schwankungen lautet *respiratorische Sinusarrhythmie* und bezeichnet das Phänomen, dass sich beim Einatmen die Herzrate beschleunigt und beim Ausatmen wieder verlangsamt.

Bei einer Aufzeichnung der Herzrate sind die durch die Atmung bedingten Schwankungen meist deutlich zu sehen. Aber Sie können, wenn Sie am Handgelenk Ihren eigenen Puls fühlen, vielleicht sogar selbst feststellen, dass sich die Abstände der Herzschläge beim Einatmen verkürzen und beim Ausatmen verlängern. Probieren Sie es aus, wenn Sie möchten. Es gelingt Ihnen vermutlich besser, den Unterschied wahrzunehmen, wenn Sie etwas langsamer atmen.

Bei der respiratorischen Sinusarrhythmie können die Unterschiede der Herzrate zwischen der Einatmung und der Ausatmung durchaus 10 bis 20 Schläge pro Minute oder mehr ausmachen, wobei die Angabe »pro Minute« hier etwas irreführend sein kann, weil die entsprechenden Phasen ja jeweils nur einige Sekunden dauern.

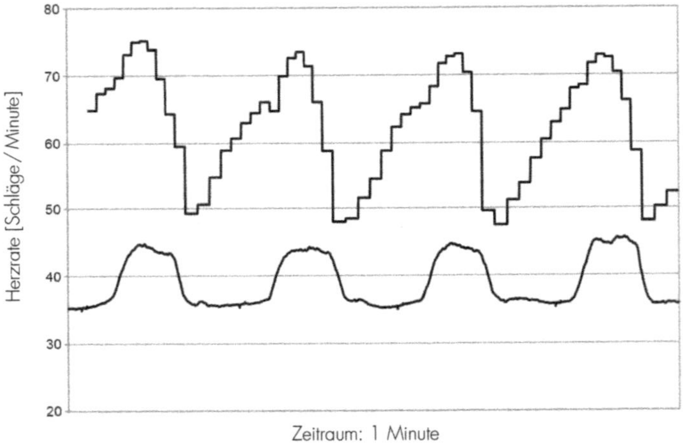

Abb. 24: Herzrate (oben) und Atmung (unten): Respiratorische Sinusarrhythmie, Anstieg der Herzrate bei jeder Einatmung

Die Schwankungen der Herzrate durch die Atmung kommen dadurch zustande, dass der Parasympathikus (auch als *Vagus* bezeichnet) einen beruhigenden Einfluss auf das Herz hat, das heißt, er senkt die Herzfrequenz. Dieser beruhigende Effekt des Parasympathikus auf das Herz wird während der Einatmung gehemmt. Dadurch kommt es zu einer kurzfristigen Beschleunigung der Herzrate, bis die nächste Ausatmung einsetzt und die beruhigende Wirkung auf das Herz wieder ihre volle Wirkung entfaltet.

Bei einer flachen Atmung fällt diese Modulation des Einflusses des Vagus auf das Herz nicht so deutlich aus, die Schwankungen der Herzfrequenz betragen nur wenige Schläge pro Minute. Bei einer Verlangsamung der Atmung werden die Schwankungen zunehmend stärker, bis hin zu 4 Atemzügen pro Minute (Song & Lehrer, 2003). Wenn Sie zunächst mit einer typischen Atemfrequenz von 15 Atemzügen pro Minute atmen, dauert ein Atemzug lediglich vier Sekunden (dies entspricht einer Frequenz von 0,25 Hz). Wenn Sie Ihre Atmung jedoch auf 6 Atemzüge pro Minute senken, dauert ein Atemzug schon 10 Sekunden, die Frequenz der respiratorisch bedingten Schwankungen liegt dann mit 0,1 Hz genau im Bereich der Schwankungen durch die Blutdruckregulation (siehe oben). Beide Quellen für die Variabilität der Herzrate beginnen sich bei dieser Frequenz zu synchronisieren und zu verstärken *(Resonanzfrequenz)*.

Die Sensoren für den Blutdruck *(Barorezeptoren)*, die sich beispielsweise in der Halsschlagader befinden, sorgen dafür, dass bei einem Blutdruckabfall das Herz beschleunigt wird und bei einem zu hohen Blutdruck die Herzrate gesenkt wird. Diese Sensoren werden nun durch Schwankungen der Herzfrequenz aufgrund der verlangsamten Atmung zusätzlich stimuliert. Dieser Effekt wird in Trainingsprogrammen genutzt, um die Herzratenvariabilität und die Funktionalität bzw. Sensitivität des *Baroreflexes* zu erhöhen, da eine erhöhte Herzratenvariabilität generell als Zeichen einer intakten vegetativen Regulation angesehen wird (Fonoberova et al., 2014; Lehrer et al., 2000).

Es existieren inzwischen zahlreiche Smartphone-Apps, die über eine geführte, verlangsamte Atmung von 6 Atemzügen pro Minute die *kardiorespiratorische Kohärenz*, also den Gleichklang der Schwingungen von Atmung und Herzrate, trainieren. Dazu verwenden Sie entweder die gängigen Puls-Brustgurte für Jogger oder sogar die eingebaute Handy-Kamera, die anhand von Änderungen der Durchblutung in einem darauf gelegten Finger – mit der Durchblutung verändert sich die Rotfärbung der aufgenommenen Bilder – die einzelnen Pulswellen erkennen und so die Abstände der Herzschläge bestimmen kann (Jonckheere et al., 2014). Auf der Website zum Buch finden Sie Hinweise auf derartige Apps, die Sie nutzen können, wenn Sie ein solches Biofeedback-Training ausprobieren möchten.

Beschreibung der Übungen

Im zweiten Modul geht es um einen systematischen Umgang mit dem Atem. Der Atemfluss soll bewusst gelenkt und schrittweise verlängert werden. Bei der Betrachtung des Atems werden vier Phasen unterschieden: (1) die Einatmung, (2) die Pause nach der Einatmung, (3) die Ausatmung und (4) die Pause nach der Ausatmung. Alle vier Atemphasen sollen im Laufe des Moduls im eigenen Atemrhythmus bewusst werden, und es wird gelernt, schrittweise auf die Länge der einzelnen Phasen Einfluss zu nehmen. Am Ende des Moduls ist es möglich, den Atem mithilfe von Audiodateien gleichmäßig zu führen und zu verlängern.

Modul 2.1

Die erste Atemphase, mit der gearbeitet wird, ist die Ausatmung. Es wird gelernt, das Ausatmen bewusst zu verlängern.

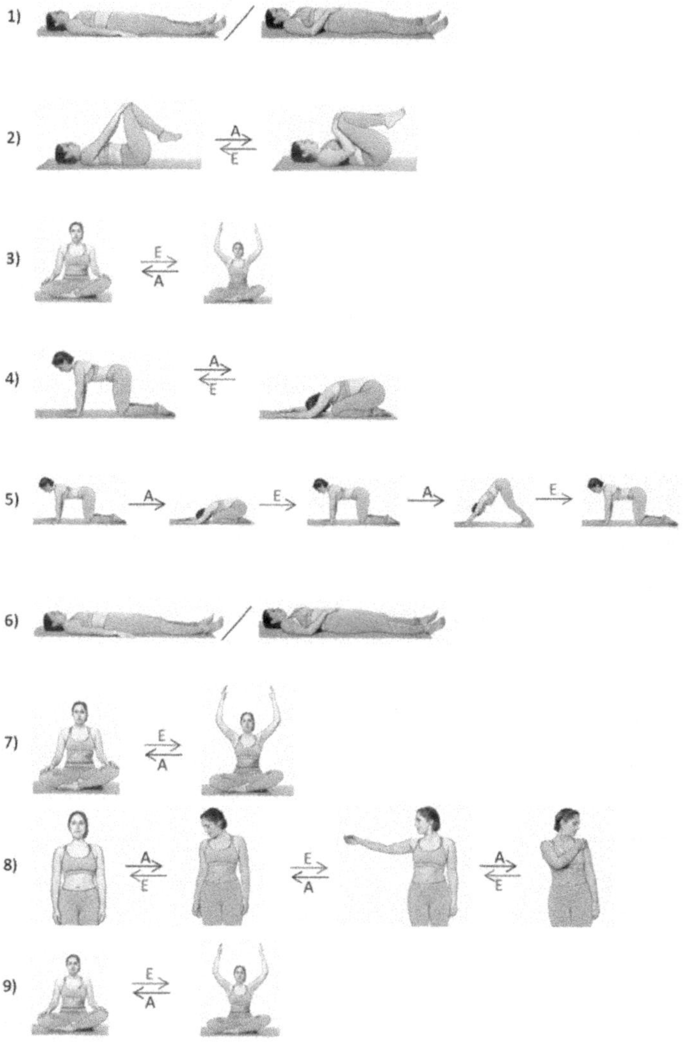

Abb. 25: Ausatmen verlängern

1) Grundhaltung: Rückenlage

Richten Sie sich in der Rückenlage ein. Wählen Sie die Position, die im Moment für Sie angenehm ist. Nehmen Sie Ihren Körper wahr und beobachten Sie, wie er sich anfühlt.

Wenden Sie Ihre Aufmerksamkeit anschließend Ihrem Atem zu: Beobachten Sie, wie Ihr Atem im Moment fließt und ob Sie die Bewegung Ihres Atems wahrnehmen können. Beobachten Sie die Bewegung Ihrer Bauchdecke, wie sie sich einatmend nach außen wölbt und ausatmend nach unten sinkt. Nehmen Sie so einige Atemzüge.

Lassen Sie nun mit jeder Ausatmung Ihre Bauchdecke ein bisschen weiter nach unten sinken. Geben Sie bei jedem Ausatmen der Schwerkraft etwas mehr nach und versuchen Sie, Ihre Bauchdecke immer entspannter nach unten sinken zu lassen. Nehmen Sie so etwa zehn Atemzüge.

2) Grundhaltung: Rückenlage

Richten Sie sich in der Rückenlage mit aufgestellten Beinen ein. Legen Sie die Handflächen auf den Knien ab, die Füße lösen sich vom Boden, und üben Sie die Knie-zum-Kopf-Stellung (siehe Modul 1.4, Übung 3).

Richten Sie Ihre Aufmerksamkeit während des Übens auf die Bewegung der Bauchdecke. Lassen Sie Ihre Beine ausatmend nach unten sinken, wodurch auch die Bauchdecke nach unten sinkt. Nutzen Sie das Kleinerwerden des Bauchraums und dadurch auch der Lunge durch die Beine, um das Ausatmen zu unterstützen. Atmen Sie ganz bewusst aus.

3) Grundhaltung: Aufrechter Sitz

Richten Sie sich im Aufrechten Sitz ein. Nehmen Sie die Arme seitlich neben den Körper und atmen Sie vor der Übung ganz bewusst ein und aus. Heben Sie einatmend die Arme über die Seite an. Ausatmend tönen Sie die Silbe »MA« und lassen die Arme über die Seite nach unten sinken (siehe Modul 1.4, Übung 1).

Beobachten Sie, wie der Ton klingt: Ist er gleichmäßig? Hört er sich eher laut an? Klingt er leise? Verändert sich die Lautstärke während eines Durchgangs? Ist die Tonhöhe, die Sie gewählt haben, für Sie angenehm? Können Sie die Vibrationen des Tons in Ihrem Brustraum spüren?

Probieren Sie das Tönen aus. Anfangs kann es ungewohnt sein, die eigene Stimme während des Übens erklingen zu lassen, aber es lohnt sich! Durch das Tönen während der Ausatmung kann sich die Ausatmung ganz natürlich und ohne Anstrengung verlängern. Wenn wir einen Ton produzieren, ist unser Atem willentlicher geführt und kann langsamer durch die Stimmritze fließen. Der Effekt ist ähnlich wie bei der Strömenden Atmung, nur dass in diesem Fall ein bewusster Ton produziert wird. Dies ist oft leichter, da es näher an dem ist, was wir mit unserem Atem aktiv im Alltag machen, nämlich reden.

4) Grundhaltung: Vierfüßler-Stand

Richten Sie sich im Vierfüßler-Stand ein. Üben Sie den Ablauf von Vierfüßler-Stand und der Stellung des Kinds (siehe Modul 1.1, Übung 3). Lassen Sie dabei Ihre Ausatmung ganz bewusst fließen. Passen Sie die Geschwindigkeit Ihrer Bewegung der aktuellen Länge Ihres Atems an.

5) Grundhaltung: Vierfüßler-Stand

Richten Sie sich im Vierfüßler-Stand ein. Nehmen Sie den nach Unten Schauenden Hund in Ihren Ablauf von Vierfüßler-Stand und Stellung des Kindes mit auf (siehe Modul 1.4, Übung 9). Verweilen Sie für einen Atemzug im nach Unten Schauenden

Hund und lassen Sie beim Ausatmen bewusst die Bauchdecke nach innen sinken. Achten Sie darauf, dass Ihre Schultern entspannt bleiben. Sollte es für Ihre Arme zu anstrengend sein, üben Sie den nach Unten Schauenden Hund dynamisch, ohne einen Atemzug zu verweilen.

6) Grundhaltung: Rückenlage

Richten Sie sich in der Rückenlage ein. Wählen Sie die Position, die im Moment für Sie angenehm ist, und beobachten Sie Ihren Körper: Wie fühlt er sich jetzt im Moment an?

Wenn Sie Ihren Körper für einen Moment beobachtet haben, wenden Sie Ihre Aufmerksamkeit Ihrem Atem zu. Beobachten Sie, wie er fließt. Wie verhält sich Ihr Atem im Vergleich zum Beginn der Einheit? Können Sie Unterschiede wahrnehmen? Fühlt er sich gleich an? Wie empfinden Sie die Länge Ihres Ausatmens? Nehmen Sie sich einige Atemzüge Zeit, um Ihren Atem zu beobachten. Bleiben Sie mit Ihrer Aufmerksamkeit bei der Beobachtung des Atems.

7) Grundhaltung: Aufrechter Sitz

Richten Sie sich im Aufrechten Sitz ein. Beobachten Sie in dieser Position für einen Moment Ihren Atem. Wie fließt er im Vergleich zur Rückenlage? Nehmen Sie zum Abschluss der Atembeobachtung einen bewussten Atemzug, bevor Sie mit dem Heben und Senken der Arme über die Seite beginnen (siehe Modul 1.1, Übung 5). Achten Sie darauf, Ihren Atem frei fließen zu lassen und die Bewegung dem Atemrhythmus anzupassen.

8) Grundhaltung: Stabiler Stand

Richten Sie sich im Stabilen Stand ein. In der folgenden Übung wird eine Bewegung des Armes mit dem Atem ausgeführt. Zusätzlich ist der Blick während der gesamten Übung auf die eigene Hand gerichtet, sodass der Kopf der Bewegung des Armes folgt.

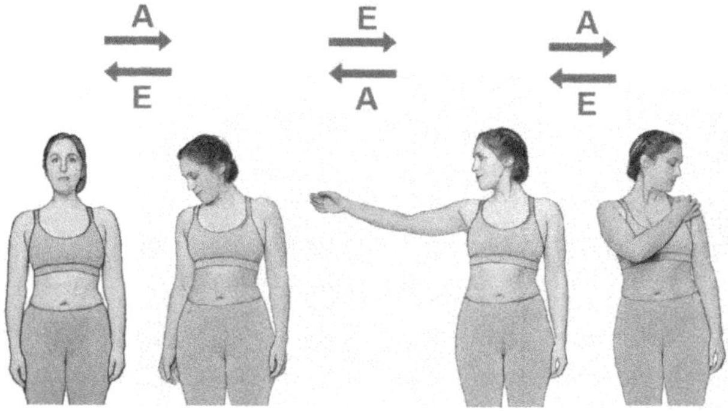

Abb. 26: Der Blick folgt der Hand

Nehmen Sie einen bewussten Atemzug, atmen Sie aus und ein. Ausatmend lassen Sie Ihren Blick zur rechten Hand sinken, die Hände und Arme hängen entspannt neben dem Körper. Einatmend heben Sie den rechten Arm auf Schulterhöhe an, der Blick folgt der Hand. Ausatmend führen Sie die Hand zur linken Schulter, der Blick bleibt bei der Hand. Einatmend führen Sie den Arm wieder auf Schulterhöhe neben den Körper, ausatmend lassen Sie ihn wieder nach unten sinken. Ihr Blick ist ebenfalls nach unten auf die rechte Hand gerichtet. Einatmend lösen Sie den Blick von der Hand und richten ihn gerade nach vorne aus, ausatmend lassen Sie ihn zur linken Hand sinken und wiederholen den Ablauf mit dem linken Arm.

Bei dieser Übung geht es darum, die eigene Konzentration zu stärken und noch mehr bei sich, dem eigenen Körper und dem Atem anzukommen. Das bewusste Führen des Blickes durch die Bewegung der Hand hilft zu beobachten, wie der Kopf im Moment des Übens arbeitet. Es ist sozusagen eine Möglichkeit zur Selbstkontrolle, ob Sie mit Ihren Gedanken beim Üben gegenwärtig bleiben können. Versuchen Sie mit dem Blick direkt bei der Hand zu bleiben. Wenn Sie merken, dass Ihr Blick schneller oder langsamer ist als die Bewegung von Atem und Hand, holen Sie sich liebevoll zur Übung und in den Moment zurück.

Geben Sie sich in jedem Moment neu die Möglichkeit, präsent bei der Übung zu verweilen, und versuchen Sie zu akzeptieren, wenn es bei den ersten Durchgängen noch schwierig ist.

Variationen: Wenn Sie Schwierigkeiten im Schulter- oder Nackenbereich haben, machen Sie kleinere Bewegungen mit dem Arm, damit Ihr Kopf sich ganz entspannt und ohne ein Gefühl von Zug mitbewegen kann. Führen Sie den Arm schräg über vorne nach oben, sodass Sie den Kopf nicht bis ganz zur Seite drehen müssen, und legen Sie die Hand nicht auf der Schulter ab, sondern bewegen Sie sie so weit, dass Ihr Hals und Nacken gut mitkommen.

9) Grundhaltung: Aufrechter Sitz
Richten Sie sich im Aufrechten Sitz ein. Nehmen Sie sich Zeit, um die passende Position für Ihre momentane körperliche Verfassung zu finden. Nehmen Sie einen bewussten Atemzug, atmen Sie ein und aus. Heben Sie einatmend die Arme über die Seite an, ausatmend tönen Sie »MA« und lassen die Arme wieder nach unten sinken (siehe Modul 1.4, Übung 1). Wie ist das Tönen im Vergleich zum Beginn der Stunde? Können Sie Unterschiede wahrnehmen? Fühlt und hört es sich gleich an? Wie ist die Länge Ihres Ausatmens? Nehmen Sie sich auch nach der Übung einige Atemzüge Zeit, um Ihren Atem zu beobachten und die Übungseinheit abzuschließen.

Modul 2.2

In dieser Einheit wird aufbauend auf die letzte Übungssequenz das Ausatmen näher betrachtet und das Üben mit den Pausen nach der Aus- und Einatmung eingeführt. Hierzu werden ergänzende Videoanleitungen angeboten. Der Ablauf der Übungen ist der gleiche wie im vorangegangenen Modul.

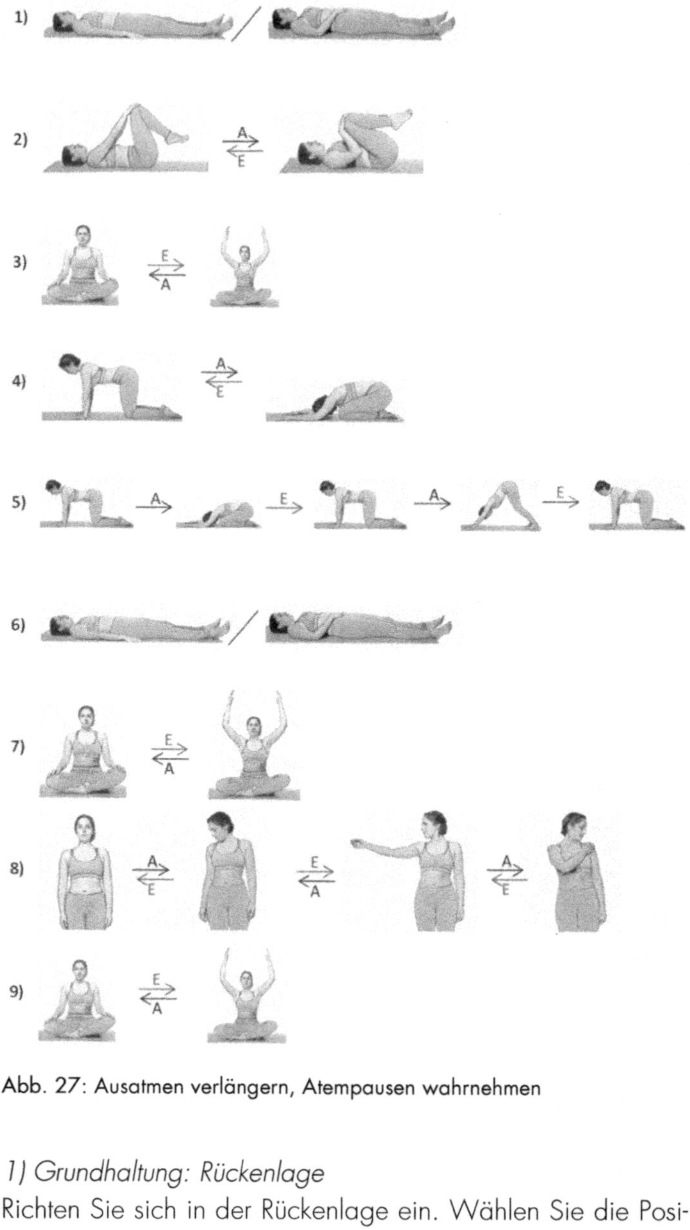

Abb. 27: Ausatmen verlängern, Atempausen wahrnehmen

1) Grundhaltung: Rückenlage

Richten Sie sich in der Rückenlage ein. Wählen Sie die Position Ihrer Beine, ob Sie sie aufgestellt oder ausgestreckt liegen haben möchten. Nehmen Sie Ihren Körper für einen Moment in der Rückenlage wahr: Wie fühlt er sich jetzt im Moment an?

Wenden Sie Ihre Aufmerksamkeit Ihrem Atem zu. Beobachten Sie, wie er im Moment fließt – wie Ihr Einatem kommt und Ihr Ausatem geht. Beobachten Sie die Bewegung Ihres Atems: Wie sich einatmend Ihr Brustraum anhebt und Ihre Bauchdecke sich nach außen wölbt. Wie mit der Ausatmung die Bauchdecke wieder nach unten sinkt und das Brustbein sich absenkt. Nachdem Sie Ihre Ein- und Ausatmung wahrgenommen haben, richten Sie Ihre Aufmerksamkeit nach der Ausatmung auf den Moment zwischen der Aus- und der Einatmung, wo sich Ihr Atem umkehrt. Können Sie eine Pause nach der Ausatmung wahrnehmen? Beobachten Sie, ob eine Pause bereits vorhanden ist, wenn nicht, ob eine Pause mit der Beobachtung entstehen möchte. Beobachten Sie Ihren Atem so für zehn Atemzüge.

2) Grundhaltung: Rückenlage
Richten Sie sich in der Rückenlage mit aufgestellten Beinen ein. Wenn Sie nun die Kopf-Knie-Stellung üben (siehe Modul 1.4, Übung 3), achten Sie auf die Pause nach der Ausatmung. Verweilen Sie für den Moment der Pause in der Haltung. Lassen Sie dann die Einatmung beginnen und führen Sie die Beine nach Einsetzen der Einatmung wieder vom Körper weg in die Ausgangshaltung.

3) Grundhaltung: Aufrechter Sitz
Richten Sie sich im Aufrechten Sitz ein. Nehmen Sie einen bewussten Atemzug, atmen Sie ein und aus und bewegen Sie Ihre Arme einatmend über die Seite nach oben. Ausatmend tönen Sie »MA« und lassen Ihre Arme wieder nach unten sinken (siehe Modul 1.4, Übung 1).

4) Grundhaltung: Vierfüßler-Stand

Richten Sie sich im Vierfüßler-Stand ein. Üben Sie den Ablauf Vierfüßler-Stand und Stellung des Kindes (siehe Modul 1.1, Übung 3), und achten Sie auf den Moment der Pause nach der Ausatmung in der Stellung des Kindes. Verstärken Sie die Wahrnehmung der Pause, indem Sie nach der Ausatmung in der Atemleere verweilen, bis Sie den Impuls verspüren, wieder einzuatmen. Erst wenn der Einatem-Impuls kommt, lassen Sie Ihren Atem wieder in die Lunge strömen und die Bewegung mit der Aufrichtung des Brustbeins beginnen.

Der Atem ist einer der stärksten Reflexe in unserem Körper. Das bedeutet, dass wir – für eine längere Dauer – nicht willentlich aufhören können zu atmen. Wenn Sie auf den Impuls Ihres Körpers warten, der Ihnen signalisiert, dass Sie einatmen sollen, können Sie sicher sein, dass dieser Impuls kommen wird und dass Sie ihn bemerken werden. Vertrauen Sie auf die Signale Ihres Körpers. Wenn Sie sich im Zusammenhang mit der Bewegung unsicher sind, probieren Sie die Beobachtung der Pause und das Warten auf den Einatem-Impuls zunächst in Ruhe aus. Setzen Sie sich aufrecht hin, beobachten Sie Ihren Atem und achten Sie auf die Atemimpulse, die Sie von Ihrem Körper bekommen.

5) Grundhaltung: Vierfüßler-Stand

Erweitern Sie den Ablauf von Vierfüßler-Stand und Stellung des Kindes um den nach Unten Schauenden Hund (siehe Modul 1.4, Übung 9). Lassen Sie Ihren Atem frei fließen und beobachten Sie das Zusammenspiel von Atemrhythmus und Bewegung

6) Grundhaltung: Rückenlage

Richten Sie sich in der Rückenlage ein und beobachten Sie auch hier den Rhythmus Ihres Atems. Können Sie in dieser

Haltung die Impulse Ihres Atmens wahrnehmen? Beobachten Sie die Momente der Atemleere nach der Ausatmung und der Atemfülle nach der Einatmung.

7) Grundhaltung: Aufrechter Sitz

Richten Sie sich im Aufrechten Sitz ein und nehmen Sie für einen Moment Ihren Körper wahr. Wenden Sie Ihre Aufmerksamkeit Ihrem Atem zu. Beobachten Sie, wie Ihr Atem jetzt im Moment in dieser Haltung fließt. Bei der nächsten Übung, dem Anheben und Senken der Arme über die Seite, werden die Pausen zwischen Aus- und Einatmung bewusst berücksichtigt und markiert. Die Markierung erfolgt durch das Aneinander-Tippen von zwei Fingern. Im ersten Durchlauf tippen Daumen und Zeigefinger aneinander, im zweiten Durchlauf Daumen und Mittelfinger, anschließend Daumen und Ringfinger und beim vierten Durchgang Daumen und kleiner Finger.

Nehmen Sie einen bewussten Atemzug, atmen Sie ein und aus. Heben Sie mit der nächsten Einatmung die Arme über die Seite an und mit der Ausatmung lassen Sie sie wieder nach unten

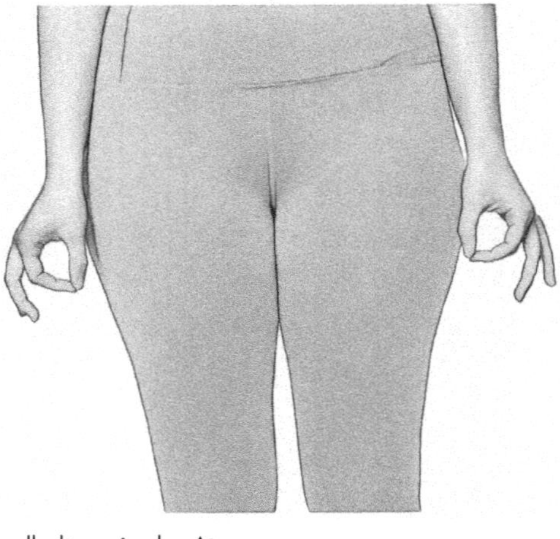

Abb. 28: Handhaltung in der Atempause

sinken. Nach der Ausatmung tippen Sie mit Daumen und Zeigefinger aneinander, um die Pause zu markieren. Wiederholen Sie die Übung mit allen vier Fingern.

Nach den vier Wiederholungen markieren Sie auch die Pause nach der Einatmung. Heben Sie die Arme an und tippen Sie nach der Einatmung mit Daumen und Zeigefinger aneinander. Lassen Sie die Ausatmung beginnen, senken Sie die Arme und tippen Sie nach der Ausatmung ebenfalls mit Daumen und Zeigefinger aneinander, um die Pause nach der Ausatmung zu markieren. Wiederholen Sie dies ebenfalls vier Mal.

8) Grundhaltung: Stabiler Stand
Richten Sie sich im Stabilen Stand ein und üben Sie die Kopf-Armbewegung (siehe Modul 2.1, Übung 8). Lassen Sie Ihren Atem hierbei frei fließen und bleiben Sie mit Ihrer Aufmerksamkeit ganz bei sich, Ihrem Atemrhythmus und der sanften Bewegung Ihrer Arme und Ihres Kopfes.

9) Grundhaltung: Aufrechter Sitz
Richten Sie sich im Aufrechten Sitz ein und beenden Sie die Übungseinheit mit dem Bewegen der Arme über die Seite. Tönen Sie während der Ausatmung »MA« und beobachten Sie Ihren Atemfluss (siehe Modul 1.4, Übung 1).

Modul 2.3

In der zweiten Hälfte des Moduls geht es darum, den Atem systematisch zu betrachten und zu lenken. Die Längen von Ein- und Ausatmung werden selbstständig gezählt und Schritt für Schritt anhand von Taktverhältnissen verlängert.

1) Grundhaltung: Aufrechter Sitz
Richten Sie sich im Aufrechten Sitz ein und nehmen Sie Ihren

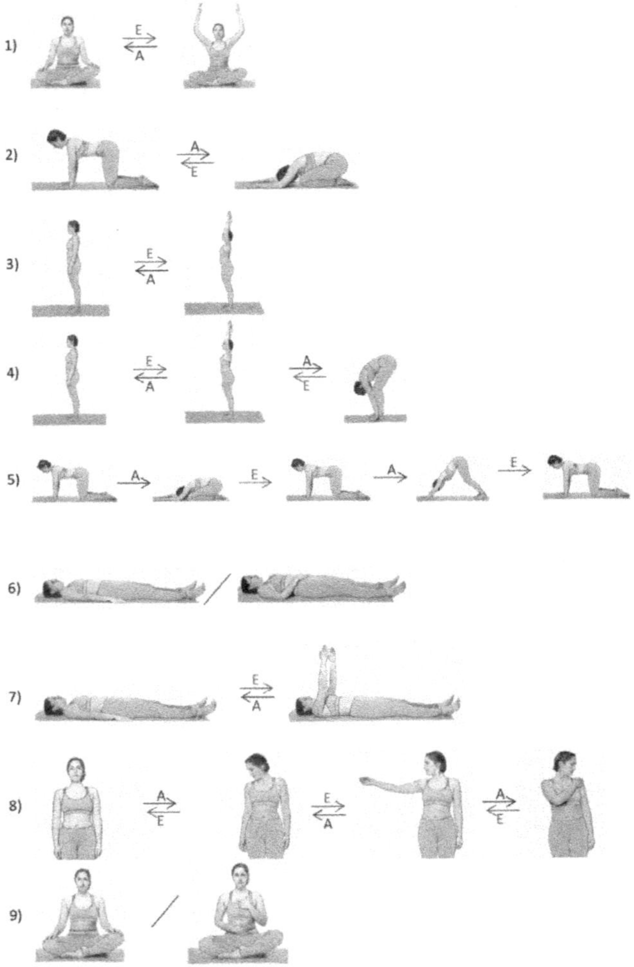

Abb. 29: Atem takten, systematische Verlängerung des Atems

Körper für einen Moment wahr. Beobachten Sie anschließend Ihren Atem für einige Atemzüge. Nehmen Sie einen bewussten Atemzug, atmen Sie ein und aus, heben Sie mit der nächsten Einatmung die Arme über die Seite an. Mit der Ausatmung lassen Sie die Silbe »MA« erklingen und die Arme wieder nach unten sinken (siehe Modul 1.4, Übung 1).

2) Grundhaltung: Vierfüßler-Stand

Richten Sie sich im Vierfüßler-Stand ein. Achten Sie auf die Position Ihres Beckens, dass Ihr Rücken gerade und Ihr Kopf in Verlängerung der Wirbelsäule positioniert ist. Üben Sie den Ablauf Vierfüßler-Stand und Stellung des Kindes (siehe Modul 1.1, Übung 3). Beobachten Sie Ihren Atem während des Übens. Beobachten Sie die Länge Ihrer Atmung und ob Pausen nach der Ausatmung und nach der Einatmung entstehen.

3) Grundhaltung: Stabiler Stand

Richten Sie sich im Stabilen Stand ein. Beobachten Sie Ihren Atem für einen Moment. Zählen Sie während der folgenden Bewegung die Länge Ihres Atems. Heben Sie mit der Einatmung die Arme über die Seite an und zählen Sie, wie lange Ihr Atem hierbei fließt. Ausatmend lassen Sie die Arme wieder sinken und zählen die Länge Ihres Ausatmens. Wiederholen Sie dies vier Mal und bilden Sie anschließend aus den Längen, die Sie gezählt haben, einen ungefähren (ganzzahligen) Mittelwert. Lassen Sie Ihren Atem nun ganz bewusst in dieser Länge fließen. Haben Sie beispielsweise für Ein- und Ausatmung die Längen 2:3, 3:3, 2:3 und 1:2 gezählt, lassen Sie Ihren Atem bewusst im Rhythmus von 2:3 fließen, also zwei Takte für die Ein- und drei Takte für die Ausatmung.

Nach zwei Wiederholungen verlängern Sie Ihre Ausatmung schrittweise. Lassen Sie die Ausatmung einen Takt länger fließen und wiederholen Sie diese Länge zwei Mal. Verlängern Sie Ihre Ausatmung erneut um einen Takt und wiederholen Sie auch diese Länge zwei Mal. Wenn es für Sie möglich ist, verlängern Sie Ihr Ausatmen noch einmal um einen Takt, wiederholen Sie diese Länge ebenfalls zwei Mal und beenden Sie anschließend die Übung.

Lassen Sie Ihren Atem wieder frei fließen. Spüren Sie Ihren Atem und beobachten Sie, wie er jetzt fließt.

4) Grundhaltung: Stabiler Stand

Richten Sie sich im Stabilen Stand ein. Üben Sie die Vorbeuge aus dem Stand (siehe Modul 1.1, Übung 7) und lassen Sie Ihren Atem in dem im Moment stimmigen Rhythmus fließen.

5) Grundhaltung: Vierfüßler-Stand

Richten Sie sich im Vierfüßler-Stand ein und üben Sie den nach Unten Schauenden Hund (siehe Modul 1.4, Übung 9). Lassen Sie Ihren Atem den Rhythmus Ihrer Bewegung vorgeben und beobachten Sie, ob Pausen nach der Aus- und der Einatmung entstehen.

6) Grundhaltung: Rückenlage

Richten Sie sich in der Rückenlage ein und nehmen Sie sich einen Moment, um Ihren Atem zu beobachten. Nehmen Sie so zehn bis zwanzig Atemzüge.

7) Grundhaltung: Rückenlage

Richten Sie sich in der Rückenlage ein. Wählen Sie, ob Sie bei der folgenden Übung die Beine aufstellen oder am Boden liegen haben möchten. Üben Sie die Armbewegung aus der Rückenlage mit Ihrem Atemrhythmus (siehe Modul 1.1, Übung 2).

8) Grundhaltung: Stabiler Stand

Richten Sie sich im Stabilen Stand ein und achten Sie darauf, dass Ihre Füße guten und gleichmäßigen Kontakt zum Boden haben. Üben Sie die Verbindung von Kopf- und Armbewegung (siehe Modul 2.1, Übung 8). Bleiben Sie mit Ihrer Aufmerksamkeit bei sich, bei der Bewegung des Armes und mit Ihrem Blick bei Ihrer Hand. Wenn Sie merken, dass Ihr Blick abschweift, holen Sie sich liebevoll in den Moment und zur Übung zurück.

9) Grundhaltung: Aufrechter Sitz
Richten Sie sich im Aufrechten Sitz ein. Wählen Sie die Position, die jetzt im Moment für Sie angenehm ist. Beobachten Sie Ihren Atem zum Abschluss der Stunde noch für zehn Atemzüge. Nehmen Sie sich einen Moment, um in Stille zu sitzen.

Modul 2.4

Um das systematische Verlängern des Atems zu unterstützen, werden nun Audiodateien genutzt, um den Atem zu führen.

Die Audiodateien führen den Atem mithilfe von zwei verschiedenen Tönen. Ein höherer Ton für die Einatmung und ein tieferer Ton für die Ausatmung. Die Töne schwellen an und ab, um die Länge der Atemphase anzuzeigen. In der ersten halben Sekunde erreicht der Ton seine maximale Lautstärke und ab der Hälfte der Länge wird der Ton wieder leiser. So wissen Sie beim Hören, wie lange die Atemphase noch ungefähr gehalten wird.

Der Atem kann mithilfe der Audiodateien in zwei unterschiedlichen Verhältnissen geführt werden: 1:2 oder 2:3 als Verhältnis von Ein- zu Ausatmung. Sie haben Ihren Atem in den letzten Stunden schon beobachtet, wählen Sie das Verhältnis zwischen Ein- und Ausatmung, welches am ehesten Ihrem frei fließenden Atemrhythmus gleicht.

Die Audiodateien im MP3-Format finden Sie auf der Website zum Buch und können sie von dort herunterladen. Die Namen der Dateien geben zugleich die Länge der vier Atemphasen in Sekunden an: Einatmen-Halten-Ausatmen-Halten. Folgende Atemführungen im Verhältnis

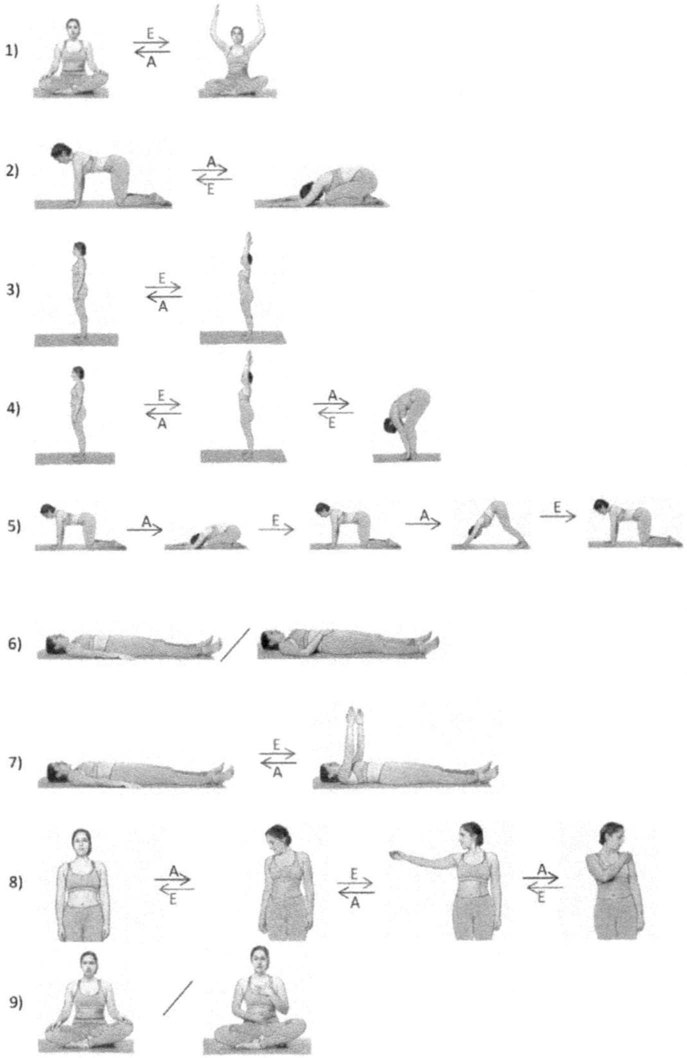

Abb. 30: Atemführung mit Audiodateien

1:2 stehen zur Verfügung (Angabe in Klammern: Abspieldauer der MP3-Datei [Minuten:Sekunden]):

- 03-00-06-00 (1:12)
- 03-00-06-02 (1:28)
- 03-02-06-02 (1:44)
- 04-02-08-02 (2:08)
- 04-03-08-03 (2:24)
- 05-03-10-03 (2:48)
- 06-04-12-04 (3:28)

Im Verhältnis 2:3 haben wir ebenfalls sieben unterschiedliche Atemführungen zur Verfügung gestellt:

- 04-00-06-00 (1:20)
- 04-00-06-02 (1:36)
- 04-02-06-02 (1:52)
- 06-00-09-00 (2:00)
- 06-00-09-03 (2:24)
- 06-03-09-03 (2:48)
- 06-04-09-04 (3:04)

Wenn keine Atempause in der Audiodatei umgesetzt ist, ist die Länge mit 00 angegeben. Ein Beispiel: Die zweite Datei des Atemrhythmus 1:2 hat den Dateinamen 03-00-06-02[.mp3]. Dies bedeutet, dass die Einatmung drei Sekunden lang geführt wird, es keine Pause nach der Einatmung gibt, sondern die Ausatmung mit sechs Sekunden direkt anschließt. Nach der Ausatmung wird der Atem für zwei Sekunden gehalten.

Jede Audiodatei führt den Atem für acht Atemzüge. Die Länge des Atemrhythmus steigert sich mit jeder Audiodatei. Bei dem Atemverhältnis 1:2 hat der erste Atemrhythmus eine Länge von neun Sekunden, bei drei Sekunden für die Ein- und sechs Sekunden für die Ausatmung ohne Pausen. Die siebte und letzte Datei hat pro Atemzug eine Länge von 26 Sekunden, bei sechs Sekunden für die Einatmung, vier Sekunden für die Pause nach der Einatmung, zwölf Sekunden für die Ausatmung und vier Sekunden für die Pause nach der Ausatmung. Wenn Sie mit den Dateien üben, beobachten Sie, wie weit Sie Ihren Atem verlängern können, und üben Sie nur so lange, wie Sie die Verlängerung noch mit Ruhe durchführen können. Beobachten Sie, ob Sie Ihren Atem entspannt fließen lassen können.

Wenn Sie mit den Audiodateien zur Atemführung üben, ist es gut, wenn Sie zuvor die Übungen des Moduls 2.3 durchführen. Dies hilft, den Atem bewusst zu machen und die Atemräume zu erfahren. Es ist wichtig, dass Sie mit der Aufmerksamkeit bei Ihrem Atem und Ihrem Körper bleiben und beobachten, wie sich diese vorgegebenen Atemrhythmen anfühlen. Versuchen Sie, mit Ihrem Atem zu spielen und so zu erfahren, wie weit Sie Einfluss auf seinen Rhythmus nehmen können. Seien Sie sich dessen bewusst, dass die Veränderung des Atemrhythmus eine große Wirkung auf Ihren Organismus hat und dass es wichtig ist, sich langsam an das aktive Beeinflussen des Atems heranzutasten.

Lassen Sie zum Üben die Audiodateien nacheinander abspielen bis zu dem Atemrhythmus, der für Sie noch gut möglich ist. Achten Sie auf die richtige Reihenfolge der Dateien. Auf der Website zum Buch finden Sie Listen zum Abspielen (»play lists«), durch die die richtige Reihenfolge sichergestellt wird.

Wirksamkeit und Anwendung im Alltag

Die Verlängerung der Ausatmung wurde in Modul 1 mit der Strömenden Atmung bereits vorbereitet. Im zweiten Modul sind die Verhältnisse zwischen Ein- und Ausatmung nun fest vorgegeben, und es kommen bewusste Atempausen hinzu, sodass sich ein Atemzyklus insgesamt noch weiter verlängert. Wenn Sie die Dauer allmählich gesteigert haben, können Sie auch langsamere Atemrhythmen realisieren, ohne dass bei der Übung Stress durch Atemnot entsteht. Im Gegenteil, das langsame Atmen hat für die meisten Menschen eine beruhigende Wirkung und führt in eine tiefe Entspannung.

Zugleich erfordert die Orientierung an den vorgegebenen Zeiten ein gewisses Maß an Konzentration. Wenn Sie abschweifen, geraten Sie aus dem Rhythmus, insbesondere dann, wenn Sie selbst die Takte der einzelnen Atemphasen zählen. Mit den Audiodateien ist die Atemführung etwas

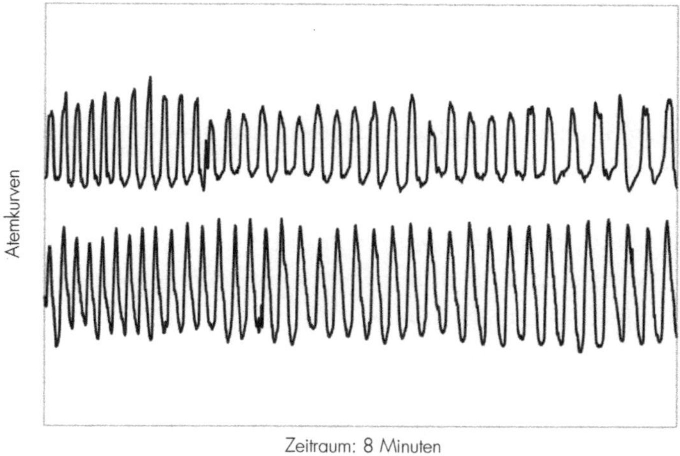

Abb. 31: Allmähliche Verlängerung der Atemphasen

einfacher, aber nicht so flexibel, wie wenn Sie selbst die Takte zählen und die Dauern von Atemzug zu Atemzug Ihren persönlichen Bedürfnissen anpassen können.

Bei den Messungen nach Abschluss des Trainings verwendeten wir die Audiodateien zur Atemführung. In den aufgezeichneten Atemkurven lässt sich die unterschiedliche Länge der Atemphasen gut erkennen. In der nachfolgenden Grafik sind einige exemplarische Atemkurven wiedergegeben.

Die Wirkung der Verlängerung der Atmung auf die Variabilität der Herzrate wird in einem eigenen Projekt untersucht, dessen Ergebnisse nach Abschluss der Auswertung auf der Website zum Buch zugänglich gemacht werden.

Die TeilnehmerInnen am Training nutzten das Atmen in bestimmten Taktverhältnissen im Alltag, um aufgetretene Anspannungen zu reduzieren: »Das Atemtakten habe ich zur Beruhigung (beispielsweise nach einem Streit) eingesetzt.« Einige der TeilnehmerInnen setzten diese Atemtechnik in unterschiedlichen Situationen ein. Andere wiesen jedoch auf den Nachteil hin, dass die Audiodateien nicht immer verfügbar sind, was die spontane Anwendung erschwert:

> *»Das Atemtakten hat für mich einen großen Nutzen, und ich praktiziere es regelmäßig in unterschiedlichen Situationen.«*
> *»Die Atemtechniken konnte ich beim Zugfahren, beim Autofahren, im Büro, beim Einkaufen, beim Einschlafen, in Lernpausen und allgemein in Situationen einsetzen, in denen Anspannung aufkommt.«*

»… ab und zu die Audiodateien zur Entspannung genutzt.«
»Mit Audiodateien ist es schwierig, spontan die Übungen anzuwenden.«

Die Audiodateien können auch im Alltag von großem Nutzen sein. Besuchen Sie die Website zum Buch, um sie von dort auf Ihr Handy oder einen MP3-Player herunterzuladen. So haben Sie die Audiodateien immer dabei und können sie spontan anwenden, wenn sich dazu im Alltag eine Gelegenheit ergibt. Experimentieren Sie mit den unterschiedlichen Takten, um die Audiodatei zu finden, die Ihren persönlichen Vorlieben am besten entspricht. Eine konkrete Anwendung könnte beispielsweise sein, dass Sie in einer Situation der Anspannung oder emotionalen Erregung die entsprechende Audiodatei abspielen und nutzen, um sich zu beruhigen. Auch abends beim Einschlafen kann es hilfreich sein, nach den Dateien zu atmen, um die Gedanken zu beruhigen und den Körper zu entspannen.

Insgesamt kamen viele positive Rückmeldungen zur Verlängerung der Atmung in diesem Modul, zu den eingeführten Pausen; und auch das Tönen mit »MA« wurde mehrfach als besonders angenehm hervorgehoben.

»Das MA-Tönen hat mir besonders gefallen!«
»Die Atemverlängerung hat mir besonders gefallen.«
»Die Atmung in Brust und Bauch hat mir gefallen. Besonders nacheinander, zur Atemverlängerung.«
»Die Atempausen haben mir besonders gefallen.«

Die im Anschluss an das Modul erhobenen Fragebögen zeigten auf mehreren Skalen deutlich Veränderungen an.

So stieg der Wert auf zwei Unterskalen des eingesetzten Achtsamkeitsfragebogens (CHIME; siehe Modul 1) an:

- Bewusstes Handeln, Gegenwärtigkeit
- Annehmende, nicht-urteilende, mitfühlende Haltung

Die erste Unterskala beinhaltet Aussagen, die auf eine verbesserte Steuerung der Aufmerksamkeit hinweisen: »Es fällt mir leicht, mich auf das zu konzentrieren, was ich tue.« Und: »Beim Lesen muss ich Abschnitte wiederholt lesen, weil ich an etwas anderes gedacht habe.« (Eine Zustimmung zu dieser zweiten Aussage lässt auf eine geringere Fähigkeit zur Steuerung der Aufmerksamkeit schließen.) Die Zielsetzung dieses Trainingsmoduls, sowohl zu entspannen als auch die Konzentration zu fördern, ist anscheinend demnach erreicht worden. Dafür sprechen auch die verbesserten Werte für die exekutive Kontrolle im Aufmerksamkeitstest nach diesem Modul. Hierbei könnte es sich jedoch zum Teil auch um einen Übungseffekt handeln, denn allein durch die wiederholte Ausführung des Tests gelingt es den Probanden besser, Störreize auszublenden, durch welche die Reaktionszeit verlangsamt wird (siehe detaillierte Beschreibung des eingesetzten Computertests im nächsten Modul).

Für eine entspannende Wirkung der verlängerten Atmung sprechen die zahlreichen positiven Veränderungen nach diesem Modul auf den folgenden Skalen des Fragebogens zum aktuellen körperlichen Wohlbefinden:

- Nachlassende Anspannung
- Genussfreude/Lustempfinden
- Zufriedenheit mit dem aktuellen Körperzustand
- Ruhe/Muße
- Gepflegtheit, Frische, angenehmes Körperempfinden

Auf der Skala zur subjektiven Konzentrations- und Reaktionsfähigkeit in diesem Fragebogen zeigte sich ebenfalls ein Zuwachs gegenüber der Ausgangslage um 9 Prozent, der jedoch nicht die übliche Schwelle statistischer Bedeutsamkeit erreichte.

Die Reduktion des Stressniveaus gegenüber der Ausgangslage lag bei 13 Prozent (gemessen mit dem Fragebogen PSQ, siehe Modul 1) und wurde beinahe signifikant, zeigte also einen deutlichen Trend in die erwartete Richtung.

Damit die Atemtechniken im Alltag eine deutliche Wirkung entfalten können, ist es entscheidend, dass Sie jede Situation nutzen, die Ihnen eine Möglichkeit zum Üben bietet. Bei der getakteten Atmung bietet es sich insbesondere an, das Laufen bzw. Gehen für das bewusste Atmen zu nutzen, denn hier geben Ihre Schritte einen natürlichen Takt vor: Sie können einfach die Schritte zählen, die Sie jeweils beim Einatmen und beim Ausatmen machen. Dabei werden Sie vermutlich bemerken, dass sich die Taktverhältnisse von denen beim Liegen oder stillen Sitzen unterscheiden, weil Sie durch die körperliche Beanspruchung beim Laufen schneller atmen.

Beobachten Sie zunächst lediglich die Dauern der Atemphasen und verlängern Sie diese – im übertragenen und konkreten Sinne des Wortes – nur »schrittweise«. Wie Sie bereits gelernt haben, kann dies auf Dauer nur gelingen, wenn Sie zugleich tiefer atmen. Nutzen Sie also die Yoga-Vollatmung und/oder die Strömende Atmung. Eine Verlängerung können Sie auch dadurch erreichen, dass Sie Ihre Laufgeschwindigkeit reduzieren. Finden Sie bei dieser Art des Übens eine angenehme Kombination aus

Lauf- und Atemtempo. Bei dieser Form des Übens werden keine Atempausen gemacht.

Zum Abschluss dieses Moduls möchten wir Ihnen noch einen weiteren Hinweis mit auf den Weg geben: In der Lernphase zur Atemverlängerung ist es hilfreich, mit Takten zu arbeiten. Das Zählen sollte jedoch nicht zu sehr im Vordergrund stehen und von dem eigentlichen Ziel der Übung, nämlich der Wahrnehmung der Empfindungen beim Atmen, ablenken. Sobald Sie ein Gefühl dafür entwickelt haben, wie lange Sie die einzelnen Atemphasen gestalten möchten, üben Sie ganz bewusst auch ohne zu zählen, damit Sie jeden Moment und jeden Aspekt des Atmens voll auskosten können. Spüren Sie, wie sich die einzelnen Atembereiche, Bauch und Brust, allmählich füllen. Genießen Sie die innere Stille und geistige Präsenz in den Atempausen und verfeinern Sie auf diese Weise zunehmend Ihre Wahrnehmung. Greifen Sie einzelne Aspekte des Atmens heraus – das Wo, die Tiefe, den Wechsel zwischen Ein- und Ausatmen, Körperempfindungen, Emotionen, Aufmerksamkeit – und weiten Sie schließlich Ihr Bewusstsein dahingehend aus, dass Sie all diese Einzelaspekte zugleich und die Atmung als ein Ganzes wahrnehmen. Es geht um eine konzentrierte Innenwendung zu sich selbst und zu Ihren Erfahrungen in den Atemphasen.

MODUL 3: WECHSELATMUNG

Physiologische Grundlagen

Es ist offensichtlich: Wir haben zwei Augen und zwei Ohren, aber nur einen Mund und eine Nase. Allerdings hat unsere Nase zwei Löcher, ein Umstand, dem wir die meiste Zeit kaum Beachtung schenken. Es gibt jedoch eine Ausnahme: Schnupfen. Wenn die Nase verstopft ist und wir nur schlecht atmen können, kommt es recht häufig vor, dass ein Nasenloch wirklich komplett »zu« ist, wohingegen das andere noch einigermaßen durchgängig ist. Vielleicht ist Ihnen das auch schon aufgefallen. Und einige Zeit später haben Sie dann vielleicht bemerkt, dass nun auf einmal das Nasenloch frei ist, das zuvor völlig verstopft war, wohingegen das vormals freie Nasenloch nun »dicht« ist. Seltsam, oder? Wie kommt es zu diesem Wechsel? Ist das Zufall? Nein, ist es nicht. Es gibt tatsächlich einen sogenannten »Nasalzyklus«: Die erregbaren Schleimhäute im rechten und linken Nasenloch schwellen in einem gewissen Rhythmus abwechselnd an und ab, sodass sich die Durchgängigkeit für die Atemluft verändert. Das lässt sich mit geeigneten Sensoren messen und im Zeitverlauf charakterisieren (Kahana-Zweig et al., 2016).

Bevor wir Ihnen mehr zu den physiologischen Hintergründen dieses erstaunlichen Phänomens berichten, machen Sie an dieser Stelle einen kurzen Selbstversuch, wenn Sie möchten: Ist jetzt gerade eines Ihrer Nasenlöcher besser durchgängig als das andere? Sie können etwas stärker und stoßartig atmen, um Unterschiede festzustellen, oder Sie verschließen einfach mit einem Finger erst das eine Nasenloch und dann das andere und prüfen, ob Sie durch eines der beiden Nasenlöcher leichter atmen können.

●

Wenn Sie nicht verschnupft sind, strömt normalerweise Atemluft durch beide Nasenlöcher, und ein Unterschied ist eventuell kaum zu bemerken. Aber im Verlauf eines Tages gibt es tatsächlich Phasen, in denen eines der beiden Nasenlöcher offener ist, sodass die Atemluft leichter hindurchströmen kann. Wundern Sie sich also nicht, wenn Sie im Laufe dieses Moduls vermehrt feststellen, dass die Durchlässigkeit der Nasenlöcher sich unterscheidet und dass sich dies von einem Tag auf den anderen ändern kann – auch mehrmals im Verlauf eines Tages.

In der oben bereits zitierten ausführlichen Studie (Kahana-Zweig et al., 2016), die frei als Volltext zugänglich ist, stellten die Autoren fest, dass die Zyklusdauer im Wachzustand bei etwa 2 Stunden lag, jedoch mit einer großen Schwankungsbreite von ±1,7 Stunden. Während der vorgenommenen 24-Stunden-Messungen trat eine deutliche Dominanz eines Nasenlochs für 4,8 Stunden – 20 Prozent des gesamten Messzeitraums – auf, wobei im Durchschnitt das linke Nasenloch insgesamt etwas häufiger dominant war (2,63 Stunden) als das rechte Nasenloch (2,17 Stunden). Die Nasalzyklen waren bei einer langsamen Atmung signifikant deutlicher ausgeprägt und wurden außerdem durch die Körperlage beeinflusst. Auch hierzu werden Sie später noch zu einer eigenen praktischen Übung angeleitet, mit der Sie die Dominanz selbst beeinflussen können.

Wie kommt es nun aber überhaupt zu diesen rhythmischen Schwankungen der Durchlässigkeit von rechtem und linkem Nasenloch? Darüber wird wissenschaftlich noch heftig debattiert und spekuliert. Es könnte sein, dass das Anschwellen bei der Beseitigung von Fremdkörpern hilfreich ist, beim Reinigen der Schleimhäute, bei der Abwehr von Infektionen, oder dass die asymmetrische Stimulation der *Riechkolben* die Geruchswahrnehmung unterstützt. Letzteres erklärt allerdings nicht die rhythmischen Wechsel (Kahana-Zweig et al., 2016).

Es besteht aber ganz offenbar ein Zusammenhang mit dem autonomen Nervensystem, denn das Anschwellen wird durch den Sympathikus reduziert, der die Blutgefäße in den Schleimhäuten verengt, sodass die Luftpassage erleichtert wird, wohingegen eine Dominanz des Parasympathikus zu einem Anschwellen und einer Verstopfung führt.

Besonders interessant in unserem Kontext sind Zusammenhänge mit der elektrischen Aktivität in den beiden Hirnhälften. Die Mehrzahl der Studien fand eine stärkere Aktivierung im *Elektroenzephalogramm* (EEG) auf der Seite, die dem offeneren Nasenloch gegenüberliegt. Das ist insofern verwunderlich, als die Nervenbahnen von den Riechkolben direkt in die jeweilige Hirnhälfte münden und – anders als zum Beispiel die Hörbahn – nicht gekreuzt sind. Wenn also das linke Nasenloch offener ist und der linke Riechkolben stärker stimuliert wird, sollte dies auch die linke Hirnhälfte aktivieren. Es ist jedoch möglicherweise nicht die Stimulation der Riechkolben für die Aktivierung verantwortlich, sondern die sensorische Reizung der Innenwand der Nase, die über den Trigeminusnerv und den Hirnstamm weitergeleitet wird – und zwar gekreuzt. Dies würde den aktivierenden Effekt auf die gegenüberliegende Hirnhälfte erklären (Price & Eccles, 2016).

Experimente mit einseitiger Nasenatmung haben nicht nur Wirkungen auf das EEG und kognitive Leistungen ergeben, sondern auch auf das Herz-Kreislauf-System, insbesondere auf den Blutdruck. Das Atmen durch das rechte Nasenloch führt zu einem Anstieg des Blutdrucks, wohingegen das Atmen durch das linke Nasenloch zu einer Senkung des Blutdrucks führt (siehe Übersichtsartikel von Nivethitha et al., 2016, der im Internet als Volltext abgerufen werden kann). Wie genau diese sedierenden (linkes Nasenloch) und aktivierenden (rechtes Nasenloch) Effekte zustande kommen, ist bisher nicht klar. Sie decken sich jedoch mit den Wirkungen, die in den klassischen Yoga-Schriften beschrieben werden. Dort ist von zwei Energiebahnen die Rede:

Ida: linkes Nasenloch, beruhigend, kühlend, mit dem Mond assoziiert

Pingala: rechtes Nasenloch, aktivierend, erhitzend, mit der Sonne assoziiert

Die Technik der Wechselatmung, die Sie in diesem Modul erlernen und praktizieren, wurde in einer Vielzahl von Studien untersucht. Neben einer senkenden bzw. ausgleichenden Wirkung auf den Blutdruck wurden positive Effekte auf die Aufmerksamkeit (Vigilanz) und kognitive Leistungen festgestellt (Telles et al., 2017). In unserer Studie wurden keine Blutdruckmessungen vorgenommen, wir haben nach jedem Modul jedoch die Aufmerksamkeitsleistungen unserer Teilnehmer mit einem Computertest geprüft. Nachfolgend stellen wir Ihnen diesen Test kurz vor und präsentieren Ihnen im Anschluss an die Beschreibung der Übungen erste Ergebnisse.

Aufmerksamkeit: volle Konzentration beim Computertest

Die Fähigkeit, unsere Aufmerksamkeit nach Belieben zu steuern, benötigen wir fast ständig. Wie könnten Sie diesen Text lesen, wenn Sie nicht dazu in der Lage wären, Ihre Aufmerksamkeit so zu lenken, dass Sie ein Wort nach dem anderen und Satz für Satz lesen? Und Sie kennen sicherlich auch das Phänomen, dass Sie immer wieder neu ansetzen müssen, wenn Sie zwar lesen möchten, aber innerlich mit etwas anderem beschäftigt sind, das Sie ablenkt. Gerade beim Lesen können wir oft feststellen, wie leicht wir in Gedanken abdriften. Dann merken wir plötzlich, dass wir zwar mit den Augen die Buchstaben abgetastet und sogar die Wörter gelesen haben, dass wir aber den Sinn des Gelesenen überhaupt nicht verstanden haben, weil wir nicht ganz bei der Sache waren.

In der psychologischen Forschung zur Aufmerksamkeit werden gerne Tests genutzt, bei denen die Probanden auf bestimmte Reize reagieren müssen. Falls die Probanden unaufmerksam sind, erfolgt keine oder nur eine verspätete Reaktion. Im einfachsten Fall wird beispielsweise ein Bild auf einem Monitor oder ein Ton präsentiert, und es soll bei dessen Erscheinen so schnell wie möglich eine Taste gedrückt werden. Schon etwas anspruchsvoller ist es, wenn abhängig vom dargebotenen Reiz jeweils eine ganz bestimmte Taste gedrückt werden soll. In dem Computertest, den wir eingesetzt haben, wird auf dem Bildschirm ein Pfeil dargeboten, der nach rechts oder links zeigt, und der Proband soll daraufhin so schnell wie möglich die linke oder rechte Pfeiltaste auf der Computertastatur drücken. Das klingt zunächst sehr einfach.

Das allein gibt schon Aufschluss darüber, wie schnell die Probanden reagieren. Außerdem kann anhand der Schwankungen der gemessenen Reaktionszeiten bestimmt werden, wie konstant oder variabel die Aufmerksamkeit im Verlauf des Tests ist. Die von uns eingesetzte Version des »Attention Network Test« (ANT; Weaver et al., 2013) dauert zehn Minuten und benutzt darüber hinaus noch zusätzliche Hinweisreize, wo und wann der nächste Pfeil erscheinen wird. Dadurch werden Netzwerke im Gehirn aktiviert, die die Reaktionsgeschwindigkeit erhöhen. Durch den örtlichen Hinweisreiz wird die Aufmerksamkeit auf einen bestimmten Bildschirmbereich gelenkt und durch den zeitlichen Hinweisreiz auf einen bestimmten Zeitpunkt, wann der Pfeil zu erwarten ist. Den Zugewinn an Reaktionsgeschwindigkeit kann man bestimmen, indem die Differenz der Reaktionszeiten zwischen Durchgängen ohne Hinweisreiz (langsamer) und mit Hinweisreiz (schneller) berechnet wird. Die zeitliche Beschleunigung der Reaktionszeit in Millisekunden durch den örtlichen Hinweisreiz wird als Maß für die Orientierung *(Orienting)* verwendet, die Beschleunigung durch den zeitlichen Hinweisreiz als Maß für die erhöhte Wachsamkeit *(Alerting)*.

Konkret sieht der Proband also zunächst auf dem Bildschirm ein Kreuz (+), das er fixieren soll. Darüber oder darunter erscheint bei jedem Durchgang ein Pfeil (← oder →). Durch ein Sternchen (*) an der entsprechenden Position wird bei einigen Durchgängen angezeigt, ob der nächste Pfeil oben oder unten erscheinen wird (örtlicher Hinweisreiz). Manchmal erscheinen vorher auch Sternchen zugleich oberhalb und unterhalb, die signalisieren, dass der Pfeil gleich erscheinen wird (zeitlicher Hinweisreiz, jedoch ohne Information über den Ort).

Damit aber noch nicht genug. Neben dem Pfeil, auf den reagiert werden soll, erscheinen stets auf beiden Seiten jeweils noch zwei weitere Pfeile (sogenannte *Flanker*). Diese können entweder in dieselbe Richtung zeigen (kongruent: ←←←←←) oder in die entgegengesetzte Richtung (inkongruent: ←←→←←). Es soll aber immer nur auf den mittleren Pfeil reagiert werden! Sie können sich vielleicht vorstellen, dass die inkongruenten Pfeile irritierend sind. In diesen Bedingungen ist also eine erhöhte Kontrolle nötig, um nicht auf die irrelevanten Pfeile zu reagieren, die in die falsche Richtung zeigen. In der Tat kommt es dadurch zu einer deutlichen Verlängerung der Reaktionszeiten, und auch die Anzahl fehlerhafter Reaktionen ist deutlich erhöht. Wenn das entsprechende Netzwerk im Gehirn zum Ausblenden der störenden Pfeile effektiv arbeitet, nimmt die Reaktionszeit durch die inkongruenten Pfeile nicht so stark zu. Kleinere Differenzen zwischen diesen beiden Bedingungen sind also ein Maß für eine effektive Kontrolle der eigenen Reaktionen *(Executive Control)*.

Die Teilnehmer an unserem Training absolvierten den Test nach jedem der vier Module im Anschluss an die physiologischen Messungen im Labor, wo die jeweils zuvor erlernte Atemtechnik praktiziert worden war. Veränderungen in den Testwerten gegenüber der ersten Messung vor Beginn des Trainings hätten also sowohl durch die zweiwöchige Praxis als auch durch die Übung unmittelbar zuvor zustande kommen können. Auch generelle Übungseffekte durch die mehrfach wiederholte Ausführung des Computertests waren natürlich zu erwarten. Um diese zu kontrollieren, gab es bei einem Teil der Teilnehmer schon mehrere Messzeitpunkte, bevor das Training überhaupt startete. Zudem wurde die Abfolge der

Module 2 bis 4 in der Studie variiert, um Effekte einer festen Reihenfolge auf die Testergebnisse zu verhindern.

Es liegen zahlreiche Studien mit Meditierenden vor, in denen der ANT eingesetzt wurde. Es zeigten sich sowohl Unterschiede zwischen Meditierenden und Kontrollpersonen als auch Effekte vor und nach einem Meditationstraining (Ainsworth et al., 2013; Jo et al., 2016; Tsai & Chou, 2016). Studien mit dem ANT zu Effekten von Atemtechniken des Yoga gibt es bisher nicht. Die vorliegenden Studien kamen jedoch zu dem Ergebnis, dass Meditationen zur Fokussierung der Aufmerksamkeit die Leistungen der exekutiven Kontrolle verbesserten, die Meditierenden also besser in der Lage waren, die Ausführung ihrer Handlungen im Computertest zu kontrollieren und sich nicht so stark durch die inkongruenten Pfeile irritieren zu lassen. Da die Praxis der Atemtechniken ebenfalls eine lang anhaltende Fokussierung beinhaltet, erwarteten wir positive Effekte des Trainings vor allem auf dieses Maß der Aufmerksamkeit.

Wenn Sie daran interessiert sind, den ANT selbst durchzuführen, um die Leistung Ihrer Aufmerksamkeitsnetzwerke zu testen – vor und nach den Übungen oder vor und nach dem gesamten Training, um etwaige Effekte zu studieren –, finden Sie auf der Website zum Buch eine Anleitung, wie Sie ihn auf Ihrem eigenen Computer durchführen können und wie die Ergebnisse interpretiert werden können.

Beschreibung der Übungen

Im folgenden Modul wird die wechselseitige und einseitige Nasenatmung vermittelt. Der Fokus liegt auf dem Fluss des Atems durch die Nase.

Modul 3.1

Im ersten Teil des dritten Moduls soll die Wahrnehmung des Atemströmens durch die Nasenlöcher, die sogenannte *Wechselatmung (Nadi Shodana)*, erfahren werden. Die vorbereitenden Körperübungen dienen dazu, Ihren Körper zu bewegen, um anschließend während des Praktizierens der Atemtechnik längere Zeit in Ruhe sitzen zu können. Gehen Sie sanft mit Ihrem Körper um, es geht darum, ihn für das längere Sitzen mit einem angehobenen Arm vorzubereiten.

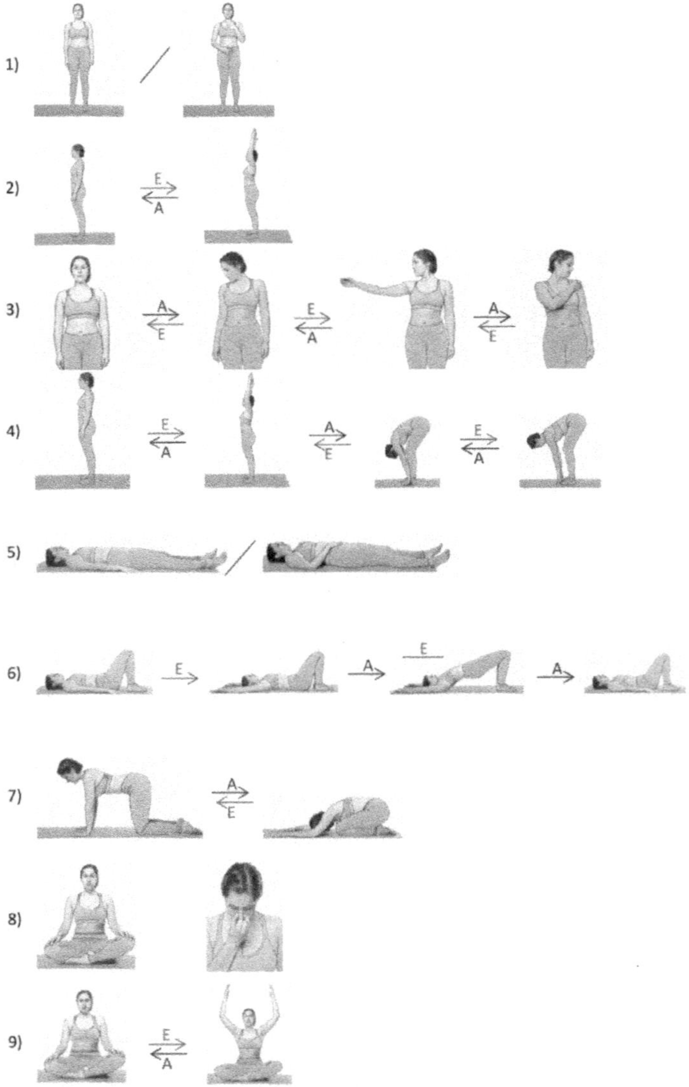

Abb. 32: Erste Erfahrungen mit der Wechselatmung

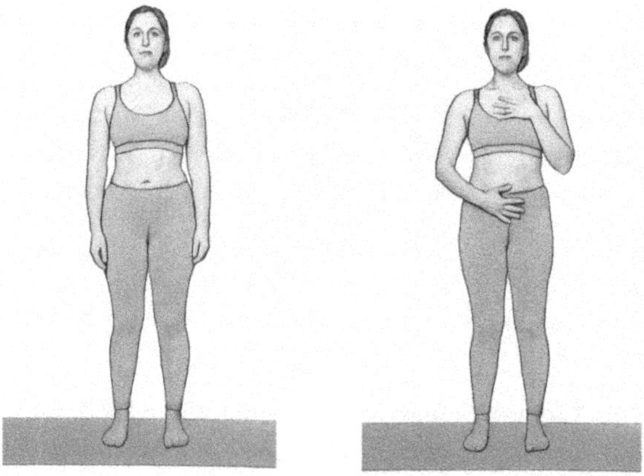

Abb. 33: Stabiler Stand, zwei Varianten

1) Grundhaltung: Stabiler Stand

Richten Sie sich im Stabilen Stand ein. Spüren Sie die gleichmäßige Verteilung Ihres Gewichts auf beiden Füßen, und nehmen Sie Ihren gesamten Körper wahr. Beobachten Sie, wie sich Ihr Körper zu Beginn der Stunde anfühlt.

Wenden Sie Ihre Aufmerksamkeit Ihrem Atem zu. Beobachten Sie, wie Ihr Atem fließt, wie Ihre Einatmung kommt und Ihre Ausatmung geht. Nehmen Sie wahr, wie Ihr Atem durch die Nase einströmt. Spüren Sie den Luftzug an den Innenseiten der Nase? Ist die Luft kühl, ist sie warm? Atmen Sie aus und beobachten Sie auch hier den Luftstrom in der Nase: Wie fühlt sich die Ausatmung an? Ist die Luft kühl, ist sie warm? Fühlt es sich gleich an? Ist etwas unterschiedlich zum Einatmen?

Beobachten Sie den Atemfluss durch die Nase noch für zehn weitere Atemzüge.

2) Grundhaltung: Stabiler Stand

Richten Sie sich im Stabilen Stand ein und nehmen Sie einen bewussten Atemzug. Heben Sie mit der Einatmung Ihre Arme an und lassen Sie sie mit der Ausatmung wieder nach unten sinken (siehe Modul 1.2, Übung 4). Beobachten Sie während der Übung den Fluss Ihres Atems durch die Nase.

Da die Übung schon vertraut ist, versuchen Sie mit Ihrer Aufmerksamkeit gut bei Ihrem Atemfluss zu bleiben, ohne die Verbindung von Bewegung und Atem zu vernachlässigen. Beobachten Sie, ob es schon möglich ist, diesen Aspekt des Atems zusätzlich in Ihre Aufmerksamkeit einzubeziehen.

3) Grundhaltung: Stabiler Stand

Richten Sie sich im Stabilen Stand ein und üben Sie die Verbindung von Kopf- und Armbewegung (siehe Modul 2.1, Übung 8). Nehmen Sie wahr, wie sich die Übung anfühlt: Gibt es Unterschiede zwischen dem Üben mit dem linken und dem rechten Arm? Wie ist die Beweglichkeit des Kopfes? Unterscheidet sie sich zwischen den Richtungen? Wie fühlen sich Ihre Schultern und Arme an?

4) Grundhaltung: Stabiler Stand

Richten Sie sich im Stabilen Stand ein und üben Sie die Vorbeuge aus dem Stand mit Aufrichtung (siehe Modul 1.2, Übung 6). Nutzen Sie die Übung, um Ihre Rückenmuskulatur bewusst zu bewegen. Wenn Sie die Aufrichtung aus der Vorbeuge einbauen, achten Sie darauf, einatmend von der Brustwirbelsäule aus den Rücken lang zu machen. Der Kopf hebt sich leicht mit an und der Rücken wird gerade. Kommen Sie mit dem oberen Rücken nur so weit in die Aufrichtung nach oben, dass Ihr Rücken gerade werden kann. Lassen Sie den Rücken ausatmend wieder nach unten sinken.

5) Grundhaltung: Rückenlage

Richten Sie sich in der Rückenlage ein und nehmen Sie für einen Moment Ihren Körper wahr. Wenden Sie Ihre Aufmerksamkeit anschließend Ihrem Atem zu und beobachten Sie den Luftstrom des Atems in der Nase. Beobachten Sie den Rhythmus Ihres frei fließenden Atems.

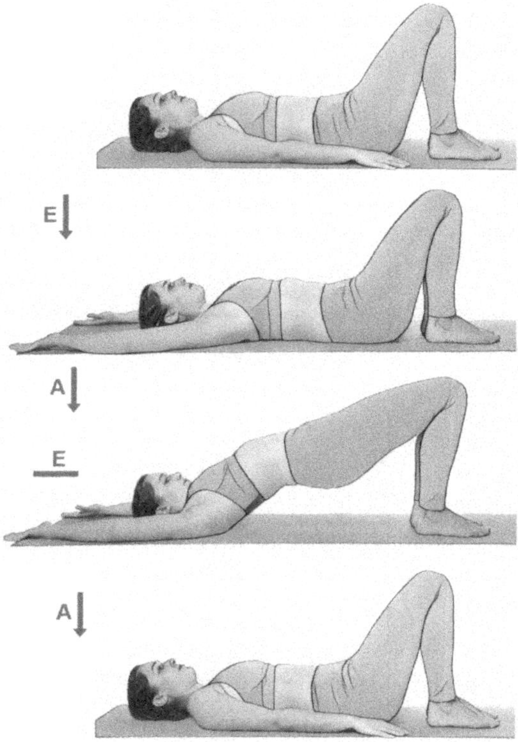

Abb. 34: Sequenz in der Rückenlage

6) Grundhaltung: Rückenlage

Richten Sie sich in der Rückenlage ein und stellen Sie die Füße vor dem Gesäß auf. Stellen Sie die Füße so nah vor dem Gesäß ab, wie es entspannt möglich ist. Achten Sie darauf, dass Sie mit beiden Fußsohlen guten Kontakt zum Boden haben und die Füße hüftgelenksweit voneinander entfernt am Boden stehen. Achten Sie darauf, die Knie nicht nach außen fallen zu lassen. Die Arme liegen seitlich am Körper. Bewegen Sie zunächst nur die Arme. Nehmen Sie einen bewussten Atemzug, atmen Sie ein und aus und heben Sie mit der nächsten Einatmung die Arme an und legen Sie sie nach hinten am Boden ab. Ausatmend führen Sie die Arme wieder nach vorne neben den Körper.

Nutzen Sie diese erste Bewegung, um eine angenehme Position für Ihre Arme zu finden. Wählen Sie, ob Sie die Arme auf Schulterhöhe ablegen möchten, eher v-förmig nach hinten, u-förmig nach hinten oder auch gerade nach hinten. Achten Sie darauf, wie sich Ihre Schultern in den Positionen anfühlen, und wählen Sie für die folgende Übung eine Position der Arme, in der Ihre Schultern entspannt am Boden liegen bleiben können und kein Zug entsteht. Wenn Sie eine gute Position gefunden haben, beenden Sie den ersten Teil der Übung.

Beginnen Sie, die Schulterbrücke zu üben. Nehmen Sie einen bewussten Atemzug, atmen Sie ein und aus. Heben Sie einatmend die Arme an und legen Sie sie nach hinten ab. Ausatmend heben Sie den Rumpf an, beginnend beim Brustbein, das Becken folgt; geben Sie mit Ihren Füßen Druck in Richtung Boden, um den Rumpf anzuheben. Die Schultern bleiben entspannt am Boden liegen. Einatmend verweilen Sie in der Position. Ausatmend bewegen Sie die Arme wieder nach vorne neben den Körper und den Rumpf vom Becken aus beginnend wieder zum Boden.

Legen Sie den Fokus auf die Weite im Brustraum und das Aufrichten von der Brustwirbelsäule. Nutzen Sie die Kraft Ihrer Beine und den Druck der Füße auf den Boden, um sich gut in die Position zu bewegen.

Variationen: Sollten Sie Schwierigkeiten mit der Stabilität der Beine oder der Hüfte in dieser Position haben, stellen Sie die Füße etwas weiter voneinander entfernt am Boden ab. Sie können auch die Position der Arme variieren, wie in der Eingangsübung beschrieben. Wählen Sie eine Position, die für Ihre Schultern angenehm ist und in der Sie diese entspannt am Boden lassen können. Je enger die Arme positioniert werden, umso mehr Spannung kann in den Schultern entstehen. Berücksichtigen Sie dies bei der Wahl der Armhaltung.

7) Grundhaltung: Vierfüßler-Stand

Richten Sie sich im Vierfüßler-Stand ein und üben Sie den Ablauf von Vierfüßler-Stand und Stellung des Kindes (siehe Modul 1.1, Übung 3). Bewegen Sie Ihren Körper gleichmäßig und fließend mit Ihrem Atemrhythmus.

8) Grundhaltung: Aufrechter Sitz

Die folgende Übung beinhaltet nun die Wechselatmung.

Richten Sie sich hierfür im Aufrechten Sitz ein. Wählen Sie eine Position, in der Sie bequem für einige Zeit verweilen können. Es ist wichtig, dass Sie kein unangenehmes Gefühl oder Schmerzen in dieser Sitzposition bekommen. Wählen Sie, ob Sie am Boden sitzen möchten oder auf einem Hocker oder Stuhl. Wenn Sie am Boden sitzen, achten Sie darauf, dass Ihr Becken gut aufgerichtet ist, Ihre Hüfte entspannen kann und Sie frei atmen können. Nehmen Sie gegebenenfalls ein Sitzkissen oder eine Decke zur Erleichterung des Sitzens. Probieren Sie aus, ob der Schneidersitz oder der Fersensitz für Sie angenehmer ist.

Wenn Sie eine angenehme Sitzposition gefunden haben, achten Sie darauf, dass Ihre Schultern entspannt sind, Ihr Kopf gerade ausgerichtet ist und die Verlängerung der Wirbelsäule bildet. Der Scheitel ist der höchste Punkt des Körpers.

Bei der Wechselatmung wird unterschieden zwischen der »einseitigen Nasenatmung« und der »wechselseitigen Nasenatmung«. Grundsätzlich wird immer abwechselnd durch ein Nasenloch aus- und eingeatmet, während das andere Nasenloch zugehalten wird. Bei der einseitigen Nasenatmung wird für eine bestimmte Anzahl an Atemzügen nur durch ein Nasenloch, also nur durch das linke oder nur durch das rechte Nasenloch geatmet. Bei der wechselseitigen Nasenatmung wird hingegen abwechselnd durch linkes und rechtes Nasenloch geatmet. Um das Nasenloch zu verschießen, durch welches nicht geatmet werden soll, wird eine bestimmte Hand- und Fingerhaltung genutzt.

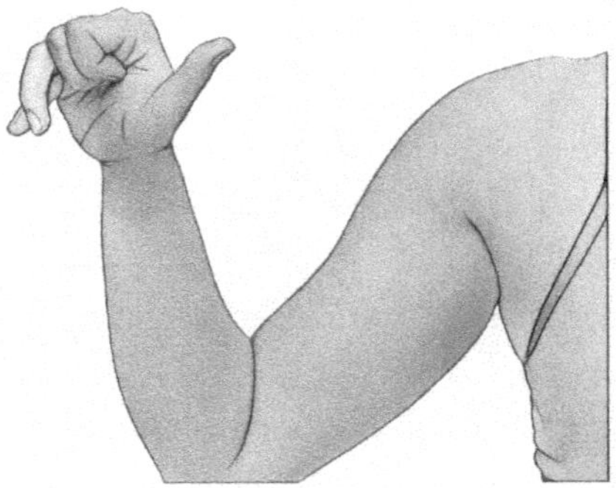

Abb. 35: Handhaltung für die Wechselatmung

Nutzen Sie für die Übung den Arm und die Hand, die Sie möchten. Sollten Sie bei den vorangegangenen Übungen bemerkt haben, dass ein Arm oder eine Schulter verspannter ist als die andere, nehmen Sie am besten den entspannten Arm, um die Übung durchzuführen. Legen Sie Zeigefinger und Mittelfinger in die Handinnenfläche und Ringfinger und kleinen Finger aneinander. Bei der wechselseitigen Nasenatmung werden Daumen und Ringfinger genutzt, um die Nasenlöcher zu verschließen.

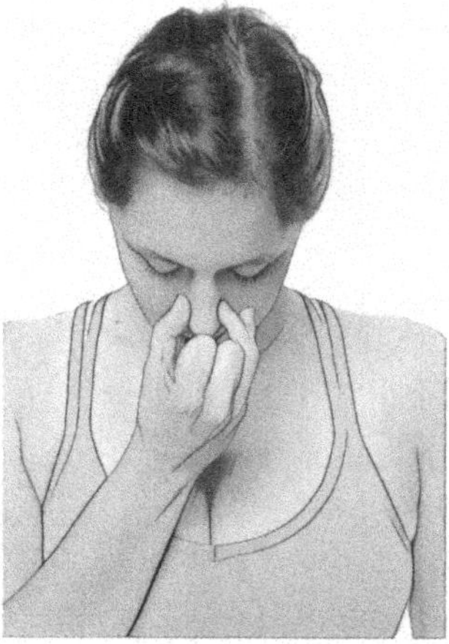

Abb. 36: Position der Hand bei der Wechselatmung

Bei der einseitigen Nasenatmung legen Sie den Daumen oder den Ringfinger an einem Nasenloch an, um dieses zu verschließen. Bei der wechselseitigen Nasenatmung nutzen Sie den Daumen und den Ringfinger, um abwechselnd das eine oder das andere Nasenloch zu verschließen.

Variationen: Zeigefinger und Mittelfinger können auch auf die Stirn, zwischen die Augenbrauen gelegt werden. Diese Haltung kann der Hand mehr Stabilität in ihrer Position geben. Die Nasenlöcher werden auch hier mit Daumen und Ringfinger verschlossen. Probieren Sie aus, welche Handhaltung für Sie angenehmer ist.

Während des Übens ist es wichtig, dass Sie darauf achten, Ihren Kopf mittig ausgerichtet zu lassen und ihn nicht in Richtung des angehobenen Armes zu drehen. Versuchen Sie außerdem, Ihren Kopf nicht nach unten sinken zu lassen, halten Sie ihn weiterhin aufrecht auf der Wirbelsäule. Achten Sie darauf, dass die Schulter des angehobenen Armes möglichst entspannt bleibt.

Wenn Sie die Haltung für die Nasenatmungen ausprobiert und sich gut im Sitzen eingerichtet haben, wenden Sie Ihre Aufmerksamkeit für einen Moment Ihrem Atemfluss zu. Beobachten Sie, wie Ihr Atem frei fließt, spüren Sie den Luftstrom durch die Nase: Wie fließt Ihr Atem durch die Nasenlöcher? Fühlt es sich auf beiden Seiten gleich an? Nehmen Sie Unterschiede zwischen den Nasenlöchern wahr?

Bevor Sie mit der einseitigen und wechselseitigen Nasenatmung beginnen, gibt es noch einen *Tipp* dazu, wie Sie die Anzahl der Atemzüge zählen können. Nehmen Sie hierfür Ihre noch freie Hand und wandern Sie mit dem Daumen von einem Fingerglied zum nächsten. Beginnen Sie mit dem ersten Atemzug bei der Fingerkuppe des Zeigefingers. Nach dem ersten Atemzug setzen Sie Ihren Daumen an der Fingerkuppe des Mittelfingers an und markieren so den zweiten Atemzug. Führen Sie dies mit der Fingerkuppe des Ringfingers und kleinen Fingers für den dritten und vierten Atemzug fort. Für den fünften Atemzug legen Sie den Daumen an das mittlere Fingerglied des Zeigefingers, und gehen Sie auch diese Reihe für alle vier Finger ab, sodass Sie bei Ihrem achten Atemzug beim mittleren Fingerglied des kleinen Fingers angekommen sind. Sollten Sie mehr als acht Atemzüge zählen wollen, gehen Sie für den neunten Atemzug zum unteren Fingerglied des Zeigefingers und führen auch diese Reihe fort, bis Sie mit dem zwölften Atemzug beim unteren, dritten Fingerglied des kleinen Fingers angekommen sind. Wenn Sie bei fortgeschrittener Praxis noch weiter zählen wollen, beginnen Sie wieder an der Fingerkuppe des Zeigefingers. Es braucht etwas Gewöhnung an diese Art des Zählens, bevor sie das Üben erleichtert. Lassen Sie sich nicht verunsichern, wenn es sich am Anfang noch ungewohnt anfühlt. Rechnen Sie sich vor Beginn der Übung aus, bis zu welchem Fingerglied Sie voranschreiten müssen, um die gewünschte Anzahl an Wiederholungen zu üben. Im Laufe der

Zeit brauchen Sie nicht mehr aktiv mitzuzählen, sondern nur noch abzugleichen, an welcher Position auf Ihren Fingern Sie sich gerade befinden. Dadurch kann sich Ihr Geist mehr auf das Ausüben und Erfahren der Atemtechnik konzentrieren.

Üben Sie zunächst die einseitige Nasenatmung. Nehmen Sie Ihre gewählte Handhaltung ein und atmen Sie noch einmal bewusst durch beide Nasenlöcher aus und ein. Verschließen Sie nach der letzten Einatmung das rechte Nasenloch und beginnen Sie ausatmend acht Atemzüge nur durch das linke Nasenloch zu nehmen. Beenden Sie nach dem achten Atemzug mit einer letzten Ausatmung. Lassen Sie den Arm nach unten sinken und den Atem bewusst wieder durch beide Nasenlöcher strömen.

Wenn Sie Ihren Körper und Ihren Atem für einen Moment beobachtet haben, wiederholen Sie die Übung für das andere Nasenloch. Wechseln Sie gegebenenfalls die Hand, mit der Sie das Nasenloch verschließen.

Wie hat sich das Atmen durch ein Nasenloch für Sie angefühlt? Wie war das Gefühl nach dem Atmen durch das linke Nasenloch im Vergleich zum Atmen durch das rechte? Konnten Sie Unterschiede wahrnehmen? War eventuell ein Nasenloch freier als das andere? Hat sich Ihr Körper nach den Übungen unterschiedlich angefühlt?

Sollten Sie beobachtet haben, dass ein Nasenloch freier war als das andere, gibt es einen einfachen Trick, um das Nasenloch, das sich geschlossener angefühlt hat, etwas mehr zu öffnen. Legen Sie sich hierfür auf die Seite auf Ihre Matte, sodass die Seite mit dem geschlosseneren Nasenloch oben ist. Legen Sie sich etwas unter den Kopf, ein Kissen oder auch Ihren Arm, damit Ihr Kopf nicht abknickt. Richten Sie sich auch in dieser

Position so ein, dass Sie hier für einen Moment verweilen können. Wenden Sie Ihre Aufmerksamkeit dem Atemfluss durch Ihre Nase zu und beobachten Sie, wie Ihr Atem durch das Nasenloch der oben liegenden Seite fließt. Durch die seitliche Lage wird das obere Nasenloch nach einiger Zeit meist wieder frei. Nehmen Sie sich Zeit, um zu beobachten, wie der Atemfluss sich verändert, und den Moment abzupassen, in dem das zuvor geschlossenere Nasenloch wieder frei ist. Richten Sie sich anschließend wieder im Aufrechten Sitz ein.

Nach der einseitigen Nasenatmung üben Sie nun die wechselseitige Nasenatmung. Bei der wechselseitigen Nasenatmung wird nicht mehr in Atemzügen gezählt, sondern in Atemzyklen. Es wird abwechselnd durch das linke und rechte Nasenloch aus- und eingeatmet, und ein Atemzyklus bedeutet einmal durch das linke Nasenloch aus- und einzuatmen und anschließend einmal durch das rechte Nasenloch aus- und einzuatmen. Ein Atemzyklus besteht demnach aus zwei Atemzügen. Wenn Sie mithilfe der Fingerglieder zählen, zählen Sie hier am besten die Atemzyklen.
Ein *Tipp*, um den Überblick zu behalten: Wählen Sie einen festen Zeitpunkt, zu dem Sie immer zum nächsten Fingerglied übergehen, beispielsweise immer bei der Ausatmung durch das linke Nasenloch. Wenn Sie dies einige Male mit festem Zeitpunkt geübt haben, wird es immer mehr zur Gewohnheit, und Sie können das Zählen nach und nach sich selbst überlassen. So brauchen Sie mit Ihrer Aufmerksamkeit nur noch bei dem vorher festgelegten Punkt zu sein, der das Ende der Übung markiert.

Da Sie Ihren Atem nun abwechselnd durch beide Nasenlöcher fließen lassen, erscheint der Ablauf zunächst etwas komplizierter. Lassen Sie sich davon nicht abschrecken, es benötigt alles ein wenig Übung, damit der Ablauf immer fließender und automatischer funktionieren kann.

Nehmen Sie die Sitzhaltung und Handposition für die wechselseitige Nasenatmung ein. Achten Sie auf die Position Ihres Kopfes und Ihrer Schultern. Nehmen Sie einen bewussten Atemzug, atmen Sie aus und ein. Nach der Einatmung verschließen Sie das rechte Nasenloch und atmen durch das linke Nasenloch aus. Atmen Sie durch das linke Nasenloch wieder ein. Nach der Einatmung öffnen Sie das rechte Nasenloch, verschließen Sie das linke und atmen Sie durch das rechte Nasenloch aus und ein. Nach dieser Einatmung öffnen Sie das linke Nasenloch erneut, schließen Sie das rechte und beginnen Sie mit dem nächsten Atemzyklus.

Wiederholen Sie den Ablauf für insgesamt acht Atemzyklen (16 Atemzüge). Atmen Sie am Ende erneut durch das linke Nasenloch aus und lassen Sie den Arm wieder nach unten sinken. Spüren Sie Ihren Atem, lassen Sie ihn frei durch beide Nasenlöcher fließen. Spüren Sie auch Ihren Körper im Sitzen: Wie fühlt er sich nach der Atemübung an? Wie ist das Gefühl im Vergleich zu den beiden vorangegangenen Atemübungen?

Wiederholen Sie die wechselseitige Nasenatmung. Wenn Sie acht Atemzyklen gut üben können, gehen Sie dazu über, die Atemtechnik für zwölf Zyklen (24 Atemzüge) zu praktizieren.

Varianten: Sollten Sie Schwierigkeiten damit haben, die Atemtechnik durchzuführen, weil ein Nasenloch oder auch beide stark verstopft sind, besteht die Möglichkeit, die Atemtechnik mental zu üben. Bleiben Sie mit Ihrer Aufmerksamkeit beim Fluss des Atems und visualisieren Sie, wie er durch ein Nasenloch oder beide Nasenlöcher im Wechsel aus- und einströmt, und atmen Sie dabei durch den Mund, falls beide Nasenlöcher komplett verstopft sein sollten. Diese Variante ist sehr anspruchsvoll, da es viel Aufmerksamkeit und Konzentration braucht, um bei dem Fluss des Atems und dem richtigen Wechsel zwischen rechter und linker Seite zu bleiben. Sollten Sie während des Übens abschweifen, holen Sie sich mit Ihrer Aufmerksamkeit wieder liebevoll zum Fluss Ihres Atems zurück. Sollten sich beide Nasenlöcher nicht ganz frei anfühlen, Sie aber noch Luft durch die Nase bekommen, können Sie die Finger auch nur leicht an der Nase anlegen, um dem Ablauf besser folgen zu können. Hierbei wird der Finger nur an die Nasenflügel gelegt, um zu verdeutlichen, an welchem Punkt des Zyklus Sie sind. Da bei dieser Atemtechnik der Arm, dessen Hand das Nasenloch verschließt, sehr lange gehalten werden muss, kann es auch hier zu Anspannung in der Schulter kommen. Sollten Sie länger üben wollen, als es Ihre Kraft im Arm zulässt, stellen Sie sich etwas unter den Arm, um ihn darauf abzulegen. Je nachdem, welche Sitzposition Sie eingenommen haben, kann dies ein Tisch oder ein Schemel sein oder ein anderer Gegenstand, der von der Höhe her passend ist. Achten Sie darauf, dass Ihre Schulter nicht zu weit nach oben gezogen ist und Ihr Arm genau die nötige Unterstützung bekommt, damit die Hand locker an der Nase anliegen kann und der Kopf nicht nach vorne sinkt. Ein zu hoher oder zu niedriger Gegenstand kann unangenehmer sein, als den Arm selbstständig zu halten. Probieren Sie aus, was für Sie am angenehmsten ist.

9) Grundhaltung: Aufrechter Sitz

Richten Sie sich im Aufrechten Sitz ein und beenden Sie die Übungseinheit mit Armbewegung über die Seite und dem Tönen von »MA« während der Ausatmung (siehe Modul 1.4, Übung 1). Lassen Sie Ihren Atem frei fließen und passen Sie die Bewegung Ihrem Atemrhythmus an. Bewegen Sie Ihre Arme ruhig, um Ihre Schultern zu bewegen und zu entspannen.

Modul 3.2

In diesem Modul sind die Übungen identisch mit denen im vorangegangenen Modul, die Übungszeit für die Atemtechnik wird verlängert.

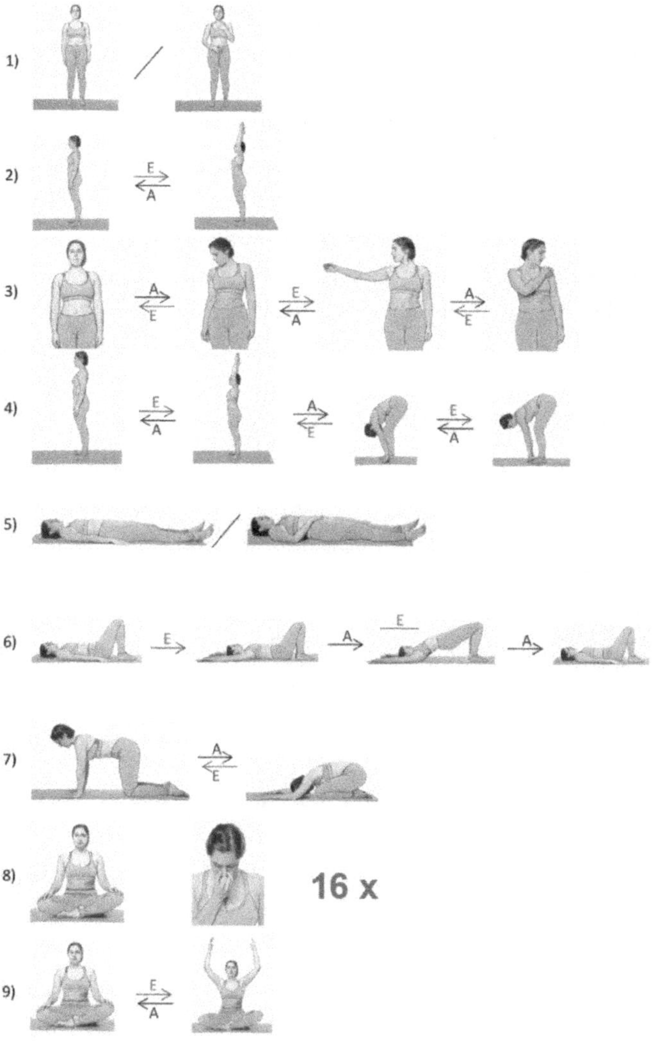

Abb. 37: Wechselatmung in 16 Zyklen

Im Vordergrund steht die Atemtechnik, die Körperübungen sollen den Körper vorbereiten und die Aufmerksamkeit auf den Atemfluss lenken. Sollten Sie mit Ihrer Aufmerksamkeit gut beim Atem sein und gut sitzen können, können Sie auch nur die Atemtechnik üben. Wichtig ist in diesem Fall, dass Sie hinterher noch einige Male die Arme mit dem Atem über die Seite heben und senken, um die Schultern zu bewegen.

Wenn Sie die Atemtechnik praktizieren, steigern Sie die Anzahl der Atemzyklen von zunächst acht bis zwölf auf schließlich zwölf bis zu sechzehn Atemzyklen (also 24 bis 32 Atemzüge). Achten Sie auf Ihre Sitzhaltung, probieren Sie jedes Mal neu aus, welche Position gerade für Sie am angenehmsten ist und in welcher Sie gut verweilen können. Nutzen Sie die Anleitung zur wechselseitigen Nasenatmung (siehe Modul 3.1, Übung 8), um den Ablauf erneut zu verinnerlichen. Nachdem Sie den ersten Durchgang geübt haben, machen Sie eine Pause und spüren Sie Ihren Körper und Ihren Atem. Beobachten Sie, wie sich beide nach dem Üben der Atemtechnik anfühlen. Wiederholen Sie das Üben der wechselseitigen Nasenatmung und prüfen Sie, ob sich das anschließende Gefühl im Vergleich zum ersten Durchgang verändert, gleich bleibt oder auch vertieft.

Beenden Sie Ihre Übungseinheit mit der Bewegung der Arme über die Seite, einatmend anheben und ausatmend nach unten sinken lassen. Tönen Sie »MA« mit dem Ausatmen.

Modul 3.3

Da die wechselseitige Nasenatmung immer mehr vertieft werden soll, wird auch der Zeitabschnitt länger, in dem Sie in der Haltung zur Wechselatmung sitzen. Darum ist es wichtig, die Brustwirbelsäule für den Aufrechten Sitz vorzubereiten und bereits vor dem Üben der Atemtechnik den Schulter- und Nackenbereich sanft zu bewegen und zu entspannen. Gehen Sie sanft mit Ihrem Körper um, es geht darum, ihn für das längere Sitzen mit einem angehobenen Arm vorzubereiten. Fordern Sie darum bei den ersten Übungen nicht zu viel von Ihrem Körper.

1) Grundhaltung: Stabiler Stand
Richten Sie sich im Stabilen Stand ein und nehmen Sie Ihren Körper und Ihren Atem hier für einen Moment wahr. Nehmen Sie einen bewussten Atemzug, atmen Sie ein und aus, und beginnen Sie einatmend die Arme anzuheben und sie ausatmend wieder sinken zu lassen (siehe Modul 1.2, Übung 4). Bewegen Sie die Arme in Ihrem Atemrhythmus und lassen Sie den Atem die Bewegung führen. Heben Sie die Arme nur so weit an, dass die Schultern entspannt unten bleiben können und nicht mit nach oben gehen.

2) Grundhaltung: Stabiler Stand
Richten Sie sich im Stabilen Stand ein. Achten Sie auf die Position Ihrer Füße und vergewissern Sie sich, dass Ihr Gewicht gleichmäßig auf beide Füße verteilt ist. Auch die Fersen und Fußballen sollten gleichmäßig belastet sein. Üben Sie die Verbindung von Kopf- und Armbewegung (siehe Modul 2.1, Übung 8), bei der Ihr Blick der Hand folgt. Nutzen Sie diese Übung, um Ihre Schultern und Ihren Nacken sanft zu bewegen und sich möglicher Anspannungen in diesem Bereich bewusst zu werden. Lassen Sie Ihren Atem die Bewegung führen.

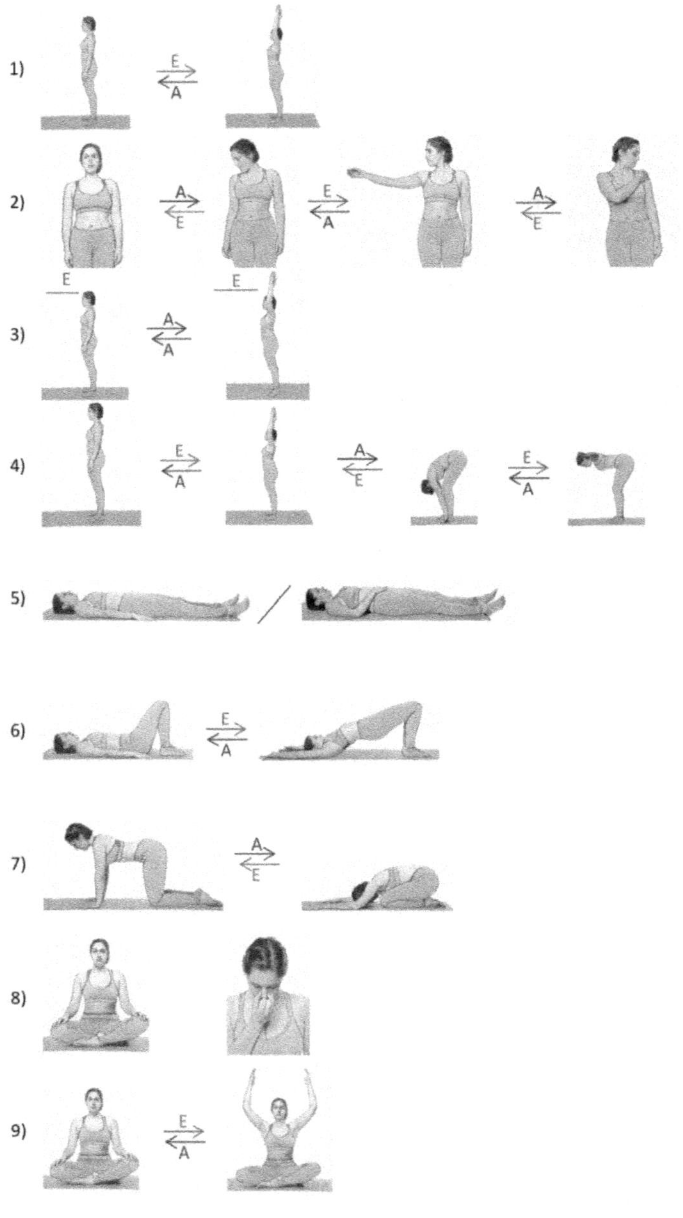

Abb. 38: Vertiefung der Wechselatmung

3) Grundhaltung: Stabiler Stand

Richten Sie sich im Stabilen Stand ein und spüren Sie, ob Ihr Gewicht gleichmäßig auf beide Füße sowie Ballen und Ferse verteilt ist. Üben Sie den Fußballenstand in der Form, bei der Sie die Bewegungen in die Haltung und aus der Haltung hinaus nur mit der Ausatmung ausführen (siehe Modul 1.2, Übung 5). Suchen Sie sich einen Fixationspunkt, um das Gleichgewicht besser halten zu können.

Während der Ausatmung liegt der Fokus auf dem entspannten Bewegen des Schulter- und Nackenbereichs, während der Einatmung auf dem Stabilisieren in der Position und dem Aufrichten der Brustwirbelsäule. Nutzen Sie den entspannten Zustand Ihres Körpers während der Ausatmung, um einen Bewegungsumfang zu finden, der Ihrem Körper in diesem Moment entspricht. Richten Sie sich einatmend in den Haltungen nochmals auf und nutzen Sie die Kraft der Einatmung, um sich in den Haltungen zu stabilisieren.

4) Grundhaltung: Stabiler Stand

Richten Sie sich im Stabilen Stand ein und üben Sie die Vorbeuge und halbe Vorbeuge aus dem Stand (siehe Modul 3.1, Übung 4). Lassen Sie Ihren Atem die Bewegung führen und achten Sie darauf, sich von der Brustwirbelsäule aus in die halbe Vorbeuge aufzurichten und sich anschließend von der Hüfte aus wieder entspannt nach unten sinken zu lassen. Nutzen Sie die Impulse jeder Einatmung, um sich von der Brustwirbelsäule aus aufzurichten.

5) Grundhaltung: Rückenlage

Richten Sie sich in der Rückenlage ein und wählen Sie, welche Position Sie jetzt im Moment einnehmen möchten. Wählen Sie die Position Ihrer Beine und Ihrer Arme und Hände. Wenden Sie Ihre Aufmerksamkeit Ihrem Körper zu. Beobachten Sie, wie er sich jetzt im Moment anfühlt. Spüren Sie anschließend Ihren Atem. Nehmen Sie die Bewegung und den Rhythmus Ihres Atems im Körper wahr. Richten Sie Ihre Aufmerksamkeit anschließend auf den Fluss Ihres Atems durch die Nase. Beobachten Sie, wie er durch die Nasenlöcher einströmt und wieder hinausfließt. Können Sie den Atem in beiden Nasenlöchern spüren? Fühlen sich linke und rechte Seite unterschiedlich an? Fühlen sich Ein- und Ausatmen unterschiedlich an? Beobachten Sie Ihren Atem für zehn Atemzüge.

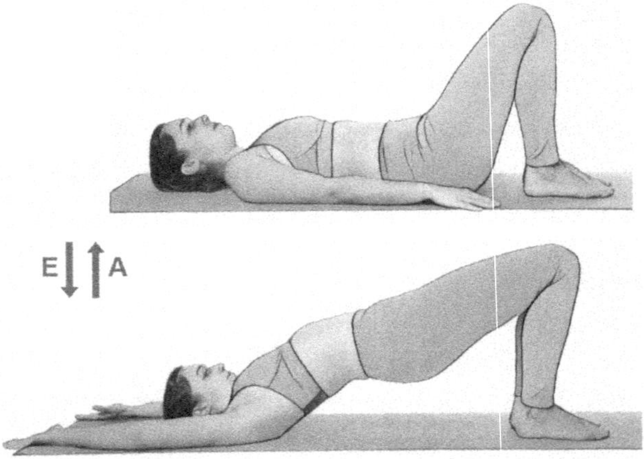

Abb. 39: Brücke in Rückenlage

6) Grundhaltung: Rückenlage

Richten Sie sich in der Rückenlage mit aufgestellten Beinen ein. Stellen Sie die Füße so nah an das Gesäß, wie es entspannt und ohne Zug möglich ist. Spüren Sie Ihre Füße, sie sollten guten Kontakt zum Boden haben und möglichst parallel stehen. Die Arme liegen seitlich am Körper.

Beginnen Sie mit dem Üben der Schulterbrücke. Nehmen Sie einen bewussten Atemzug, atmen Sie ein und aus. Mit der nächsten Einatmung heben Sie den Rumpf vom Brustbein aus an und bewegen die Arme nach hinten. Die Füße geben Druck in Richtung Boden, um Brustbein und Becken mit der Einatmung anzuheben. Ausatmend heben Sie die Arme wieder an und lassen sie neben den Körper sinken, während sich der Rumpf vom Becken aus zum Boden bewegt. Beginnen Sie einatmend wieder, den Rumpf vom Brustbein aus anzuheben, die Arme anzuheben und nach hinten abzulegen. Ausatmend bringen Sie die Arme und den Rumpf vom Becken aus wieder in die Ausgangsposition. Bei der Einatmung startet der Bewegungsimpuls beim Brustbein, das Becken und die Arme folgen. Ausatmend beginnen die Arme, das Becken und Brustbein folgen der Bewegung in die Ausgangsposition. Legen Sie den Fokus auf die Aufrichtung vom Brustbein aus mit der Einatmung.

Variationen: Sollten Sie Schwierigkeiten mit der Stabilität der Beine oder der Hüfte in dieser Position haben, stellen Sie die Füße etwas weiter voneinander entfernt am Boden ab. Auch können Sie die Position der Arme variieren. Wählen Sie eine Position, die für Ihre Schultern angenehm ist und in der Sie diese entspannt am Boden lassen können. Die Arme können auf Schulterhöhe seitlich abgelegt werden, eher v-förmig nach oben, u-förmig nach oben oder auch gerade nach hinten. Je enger die Arme positioniert werden, umso mehr Spannung kann in den Schultern entstehen. Berücksichtigen Sie dies bei der Wahl der Armhaltung.

7) Grundhaltung: Vierfüßler-Stand

Richten Sie sich im Vierfüßler-Stand ein und üben Sie den Ablauf von Vierfüßler-Stand und Stellung des Kindes (siehe Modul 1.1, Übung 3). Bewegen Sie Ihren Rücken und Ihre Hüfte locker und lassen Sie Ihren Atemrhythmus die Bewegung führen und unterstützen.

8) Grundhaltung: Aufrechter Sitz

Richten Sie sich im Aufrechten Sitz ein, in dem Sie für einige Zeit gut und schmerzfrei verweilen können, um die wechselseitige Nasenatmung zu praktizieren. Achten Sie auf Ihre Kopf- und Armposition während des Übens. In den letzten Einheiten haben Sie bis zu 16 Atemzyklen am Stück geübt. Probieren Sie nun, die wechselseitige Nasenatmung für 20 Atemzyklen am Stück zu praktizieren. Dies ist eine sehr lange Zeit für Ihre Aufmerksamkeit und für den angehobenen Arm. Nehmen Sie sich gegebenenfalls Hilfsmittel, um den Arm zu unterstützen und um die Atemzyklen zu zählen. Beobachten Sie, wie lange Sie gut mit Ihrer Aufmerksamkeit bei der Übung bleiben können, und holen Sie sich liebevoll zu Ihrem Atem zurück, wenn Sie merken, dass Sie abschweifen.

Wenn Sie die Übung beendet haben, nehmen Sie sich einen Moment, um Ihren Körper und Ihren Atem zu spüren. Nehmen Sie die Ruhe nach der Atempraxis wahr.

9) Grundhaltung: Aufrechter Sitz

Richten Sie sich im Aufrechten Sitz ein, wählen Sie die Sitzposition, in der Sie die abschließende Übung ausführen wollen. Nehmen Sie einen bewussten Atemzug, atmen Sie ein und aus, und heben Sie mit der nächsten Einatmung die Arme über die Seite an. Tönen Sie mit der Ausatmung die Silbe »MA« und bewegen Sie Ihre Arme wieder nach unten. Bewegen Sie Ihre Arme und Schultern ganz entspannt im Rhythmus Ihres Atems.

Modul 3.4

Die Körperübungen in diesem Modul sind identisch mit den Übungen des vorangegangenen Moduls.

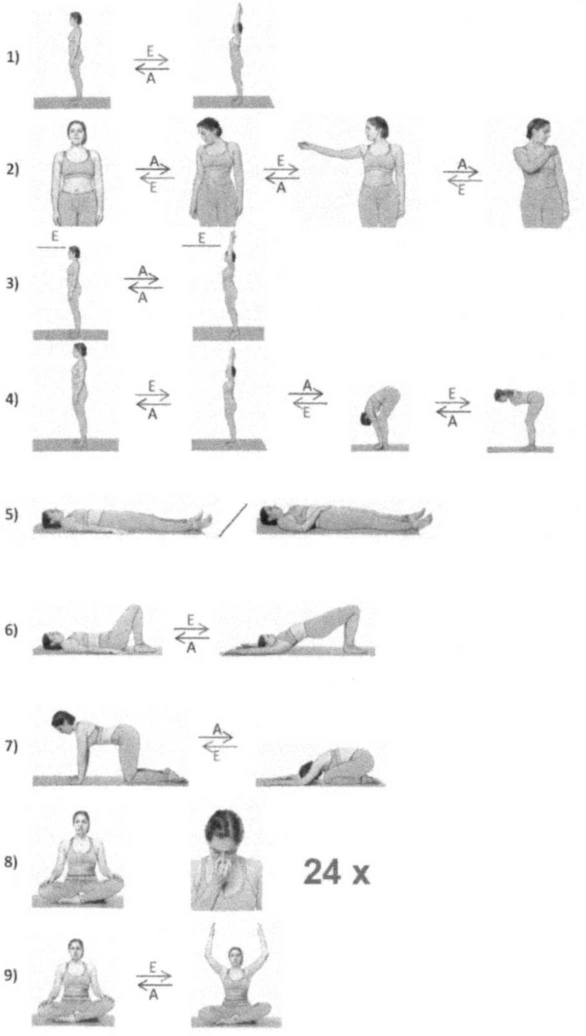

Abb. 40: Vertiefung der Wechselatmung in 24 Zyklen

Das Bewegen des Körpers durch die Übungen vor der Atemtechnik soll es Ihnen ermöglichen, längere Zeit entspannt im Aufrechten Sitz zu verweilen. Wählen Sie, in welchem Umfang Sie die Körperübungen vorbereitend für die Atemtechnik üben wollen. Nehmen Sie sich in jedem Fall die Zeit, Ihren Atem in Ihre Aufmerksamkeit zu nehmen und den Rhythmus und Fluss Ihres Atems zu beobachten.

Wenn Sie die Atemtechnik praktizieren, wählen Sie eine Sitzhaltung, die in diesem Moment für Sie stimmig ist. Probieren Sie jedes Mal neu aus, welche Position für Sie am angenehmsten ist. Üben Sie die wechselseitige Nasenatmung mit gesteigerter Wiederholungsanzahl. Steigern Sie die Anzahl der geübten Atemzyklen von 20 bis 24 auf insgesamt 48. Üben Sie mit einer kleinen Pause zwischendurch zweimal 24 Atemzyklen.

Beobachten Sie Ihren Atem nach dem Beenden der Übung. Lassen Sie ihn bewusst durch beide Nasenlöcher fließen. Wie ist der Rhythmus Ihres Atems? Wenden Sie Ihre Aufmerksamkeit auch Ihrem Körper zu: Wie fühlt sich dieser im Moment an? Spüren Sie Ihren Atem im Körper? Nehmen Sie sich Zeit, um das Erleben der Atemtechnik und das Gefühl nach dem Üben wahrzunehmen.

Beenden Sie Ihre Übungseinheit mit der Bewegung der Arme über die Seite, einatmend anheben und ausatmend nach unten sinken lassen. Tönen Sie »MA« mit dem Ausatmen.

Wirksamkeit und Anwendung im Alltag

Die Wechselatmung zielt darauf ab, die linke und rechte Hirnhälfte abwechselnd zu stimulieren und dadurch in Balance zu bringen (Stancak & Kuna, 1994). Der zugrunde liegende Effekt, dass die Atmung durch das linke Nasenloch eine beruhigende Wirkung hat, wohingegen die Atmung durch das rechte Nasenloch aktiviert, wurde in Studien wiederholt gezeigt (siehe Physiologische Grundlagen).

Nachdem die TeilnehmerInnen die Wechselatmung erlernt und für zwei Wochen geübt hatten, praktizierten sie diese Atemtechnik auch im Labor. In den Verlaufskurven der aufgezeichneten Atmung ist gut zu sehen, dass eine unterschiedliche Durchgängigkeit der Nasenlöcher sich auch auf das Atemzugvolumen auswirkte: Die Auslenkung der Atemkurve bei jedem zweiten Atemzug fiel deutlich niedriger aus. Eine naheliegende Erklärung hierfür ist, dass die Atmung durch das etwas verstopfte Nasenloch flacher war.

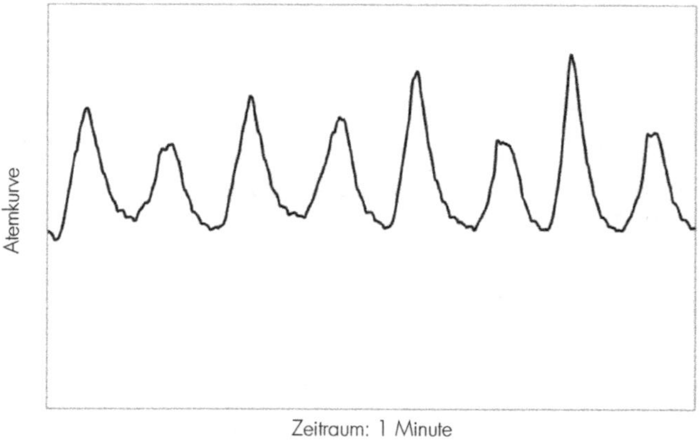

Abb. 41: Atemkurve während der Wechselatmung

Bei der Anwendung dieser Atemtechnik im Alltag nannten die TeilnehmerInnen eher Situationen im privaten Bereich, vermutlich auch deswegen, weil die Ausübung nicht von anderen unbemerkt erfolgen kann.

> *»Die Wechselatmung habe ich bei Einschlafproblemen und Ähnlichem genutzt.«*
> *»Die Atemtechnik kann die Konzentration erhöhen und die Entspannung erleichtern. Ich konnte sie in Stresssituationen oder vor dem Lernen einsetzen.«*
> *»Die wechselseitige Nasenatmung konnte gut beim Lernen am Schreibtisch eingesetzt werden.«*

In der Übungsphase benötigt die Atemtechnik zwar durchaus eine Handhaltung zum Verschließen der Nasenlöcher. Wenn Sie diese Atemtechnik jedoch schon einige Male geübt haben, kann es auch möglich sein, einen Effekt durch mentales Üben zu erzielen (siehe Variante in der Übungsbeschreibung). So können Sie auch unbemerkt im Alltag von den Wirkungen profitieren.

Die Anwendung für das Lernen wurde mehrfach genannt, was als Hinweis darauf gedeutet werden kann, dass diese Atemtechnik eine belebende, erfrischende Wirkung hat und die Aufnahmefähigkeit verbessert. Auch im Aufmerksamkeitstest am Computer zeigte sich gegenüber dem Test vor dem Training eine durchschnittliche Verkürzung der Reaktionszeit durch den zeitlichen Hinweisreiz um fast 9 Millisekunden, was für eine Aktivierung und erhöhte Wachsamkeit spricht. Aufgrund der großen Schwankungsbreite zwischen den TeilnehmerInnen wurde dieser Unterschied jedoch nicht statistisch signifikant. Zudem zeigte sich beim örtlichen Hinweisreiz ein gegenteiliger Trend, sodass sich die Ergebnislage hier widersprüchlich darstellt. Wie bei allen Modulen nahm die Verzögerung der Reaktionen durch störende Reize gegenüber der Ausgangsmessung ab, diese Verbesserung der exekutiven Kontrolle kann jedoch auch ein bloßer Trainingseffekt durch die wiederholte Testung sein.

Bei der Auswertung der Fragebogendaten zeigt sich ein klareres Bild. Die TeilnehmerInnen beschrieben im Fragebogen zur Achtsamkeit ihr Handeln als bewusster im Vergleich zur Messung vor dem Training. Auf einer weiteren Skala wurde auch der Unterschied zur Messung nach Modul 1 signifikant: Die Zustimmung zu vorgegebenen Aussagen fiel höher aus, die eine annehmende, nicht urteilende, mitfühlende Haltung beschreiben (zum Beispiel »Im Auf und Ab des Lebens bin ich mir gegenüber warmherzig« oder – ein umgepoltes Item – »Ich nehme mir meine Fehler und Schwächen übel«).

Das körperliche Wohlbefinden (Fragebogen FAW) erhöhte sich nach der zweiwöchigen Praxis der Wechselatmung bedeutsam auf den Skalen »Nachlassende Anspannung« sowie »Ruhe/Muße«. Dieser Effekt einer Stressreduktion war offenbar besonders ausgeprägt, denn auch im Fragebogen zum subjektiven Stresserleben kam es zu einer bedeutsamen Abnahme gegenüber der Messung vor dem Training.

Aus den Befunden der Forschungsliteratur lässt sich ableiten, dass die wechselseitige Nasenatmung sich besonders bei Personen empfiehlt, die unter zu hohem oder zu niedrigem Blutdruck leiden. Alternativ ist es allerdings auch möglich, mit einseitiger Nasenatmung gezielt den Blutdruck zu senken (linkes Nasenloch) oder zu erhöhen (rechtes Nasenloch). Atemtechniken einer einseitigen

Nasenatmung, die Sie im Training auch kennengelernt haben, werden im Yoga beschrieben und haben spezifische physiologische Effekte (Nivethitha et al., 2016; Saoji et al., 2018). Auch damit können Sie im Alltag experimentieren, um die beruhigende (linkes Nasenloch) oder aktivierende (rechtes Nasenloch) Wirkung gezielt zu nutzen.

MODUL 4: ATEM BESCHLEUNIGEN UND PAUSIEREN

Physiologische Grundlagen

Im vierten und letzten Modul des Trainings erlernen Sie eine Atemtechnik aus dem Yoga, die als *Kapalabhati* bezeichnet wird. Das Sanskritwort *kapala* bedeutet Schädel, *bathi* wird mit »Licht« oder »Leuchten« übersetzt. Dies impliziert eine aktivierende Wirkung auf das Gehirn, und in der Tat führt die beschleunigte Atmung, die diese Technik beinhaltet, zu einer gesteigerten Erregbarkeit im Zentralnervensystem. Im Folgenden wird diese Technik als Schnelle Atmung bezeichnet. Atmet man über den aktuellen, durch den Stoffwechsel bedingten Sauerstoffbedarf hinaus schneller und/oder tiefer, dann wird dies als *Hyperventilation* bezeichnet. Sie wird beispielsweise bei Patienten, die unter Epilepsie leiden, eingesetzt, um zu diagnostischen Zwecken einen Anfall auszulösen.

WICHTIG: Wenn Sie unter Epilepsie leiden, dann praktizieren Sie die beschleunigte Atmung in diesem Modul nicht!

Auch bei Panikattacken kommt es häufig zu einer beschleunigten Atmung, die nach einiger Zeit zum sogenannten *Hyperventilationssyndrom* führen kann (Herrmann & Radvila, 1999). Dies ist gekennzeichnet unter anderem durch:

- ein Kribbeln unter der Haut, insbesondere den Händen und im Gesicht (Mundpartie);

- unwillkürliche Verkrampfungen, wobei sich die Finger zu einer charakteristischen «Pfötchenstellung« zusammenziehen können;
- Schwindelgefühle, Kopfschmerzen, Benommenheit;
- stechende Schmerzen oder ein Druckgefühl in der Herzgegend.

Durch die gesteigerte Erregung der Nerven und Muskeln (Tetanie) kommt es zu einer Verengung der Gefäße, sodass auch bei einer bestehenden Herzerkrankung (Angina Pectoris) Hyperventilation zu einer Verstärkung der Symptome führen kann.

WICHTIG: Wenn Sie unter einer koronaren Herzerkrankung leiden, dann praktizieren Sie die beschleunigte Atmung in diesem Modul nicht!

Falls diese Warnhinweise Sie in Angst und Schrecken versetzt haben sollten, kommt nun die gute Nachricht: Die Atemtechnik in diesem Modul beinhaltet lediglich eine kurzfristige, sehr milde Form der Hyperventilation. Die Atemfrequenz wird zwar erhöht, die Atmung wird jedoch nicht besonders vertieft, sodass die Erhöhung des Atemzeitvolumens (siehe Physiologische Grundlagen in Modul 2) begrenzt bleibt. Sollten Sie dennoch die oben beschriebenen Symptome bei sich beobachten, dann beenden Sie die Übung vorzeitig – sobald Sie wieder normal atmen, klingen negative Nebenwirkungen schnell wieder ab.

Die Wirkungen von Kapalabathi sind nicht vergleichbar mit anderen Techniken intensiver Hyperventilation, wo über deutlich längere Zeitspannen so schnell und so tief wie möglich geatmet wird mit dem Ziel, tief sitzende emotionale Blockaden zu lösen und veränderte Bewusstseinszustände auszulösen (Holotropes Atmen; Rebirthing). Bei der Praxis dieser Techniken kommt es regelmäßig zu den oben beschriebenen Symptomen des Hyperventilationssyndroms und zu starken Verschiebungen in den Blutgaswerten (Kohlendioxid- und Sauerstoffgehalt im arteriellen Blut; siehe Sassinek, 2011).

Die Phasen der beschleunigten Atmung sind bei der Atemtechnik des Kapalabathi demgegenüber vergleichsweise kurz und werden nur allmählich verlängert. Zudem folgt auf die beschleunigte Atmung stets unmittelbar eine Atempause, sodass sich die Blutgaswerte wieder normalisieren. Die entscheidende Rolle spielt hierbei der Kohlendioxidgehalt im Blut, der von Sensoren an den Hirnstamm gemeldet wird und den Atemantrieb regelt (siehe Physiologische Grundlagen in Modul 2). Während der Phase der beschleunigten Atmung wird zunächst verstärkt Kohlendioxid ausgeatmet. Direkt im Anschluss ist der Drang zu atmen deutlich reduziert, und es tritt eine spontane Atempause auf. Während dieser Pause steigt der Kohlendioxidgehalt erneut an, sodass schon bald wieder die normale Ruheatmung einsetzt.

Dass den Pausen der Atmung im Yoga eine große Rolle beigemessen wird, haben Sie bereits in Modul 2 erfahren, wo nach dem Einatmen und dem Ausatmen das bewusste Anhalten der Atmung geübt wurde. In den klassischen Schriften des Yoga wird ein enger Zusammenhang zwischen der Atmung und den geistigen Vorgängen postuliert. Dort heißt es: »Ist der Atem tätig, so ist auch der Geist tätig; ist der Atem untätig, so ist auch der Geist untätig. Der Yogin sucht vollkommene Ruhe zu erlangen, daher halte er seinen Atem an« (Svātmarāmā, 2009, S. 48).

In der Forschung zur transzendentalen Meditation wurde ebenfalls ein Zusammenhang zwischen spontanen Pausen der Atmung und Erfahrungen der Transzendenz hergestellt (Badawi et al., 1984; Farrow & Hebert, 1988). Bei den Perioden des Atemstillstands von 10 bis 30 Sekunden Dauer handelt es sich aber wohl eher um Phasen einer stark verlangsamten Einatmung (Travis, 2014).

Im *Yoga-Sutra* wird diese Form der Atmung explizit erwähnt und ein direkter Zusammenhang mit der Erfahrung von Erleuchtung hergestellt:

> *II.51 Die vierte Form (der Atemregelung) übersteigt die äußeren und inneren Gegenstände.*
> *II.52 Dadurch wird der Schleier, der die innere Erleuchtung bedeckt, entfernt.*

Die Bezeichnung als »vierte« Form der Atemregelung, neben Einatmen, Ausatmen und Halten, ist vermutlich nicht bloß als schlichte Aufzählung zu verstehen, sondern stellt eine Verbindung zum »vierten« Bewusstseinszustand (»Turiya«) der Transzendenz her, der im Yoga vom Wachen, Traumzustand und Tiefschlaf unterschieden wird und im Sanskrit-Zeichen »OM« durch den Punkt repräsentiert wird (siehe Ott, 2013):

●

In unserem Training möchten wir Sie dazu einladen, in den spontanen Atempausen nach der beschleunigten Atmung den physiologischen Effekt der erhöhten Wachheit zu nutzen und sich den Moment der Stille zu vergegenwärtigen, also dabei geistig hellwach und präsent zu sein. In der Studie haben wir neben der Atmung, der Herzaktivität und der Hautleitfähigkeit auch die elektrische Hirnaktivität gemessen, um mögliche Unterschiede zwischen den einzelnen Atemtechniken zu untersuchen. Die aufwendige Auswertung der Daten war zum Zeitpunkt der Abgabe des Buchmanuskripts noch nicht abgeschlossen. Auf der Website zum Buch werden jedoch alle Ergebnisse der Studie nach deren Publikation für die Leser zusammengefasst, und wir möchten Ihnen an dieser Stelle bereits eine kurze Einführung geben, um Ihnen die Grundlagen für ein Verständnis der Zusammenhänge zwischen Bewusstsein und elektrischer Hirnaktivität zu vermitteln.

Elektrische Hirnaktivität: hellwache Gedankenstille

Unser Gehirn ist immer aktiv. Auch wenn wir nachts tief im Schlaf versunken sind, feuern unsere Nervenzellen rhythmisch, das heißt, sie produzieren in regelmäßigen Abständen elektrische Potenziale. Das sogenannte *Aktionspotenzial* einer einzelnen Zelle ist viel zu klein, um es an der Kopfhaut messen zu können. Es sind jedoch so viele Nervenzellen, die synchron feuern, dass sich deren Potenziale aufsummieren und in Form eines Elektroenzephalogramms (EEG) von der Kopfhaut abgeleitet werden können.

Man benötigt allerdings spezielle Verstärker, um die sehr kleinen elektrischen Signale registrieren zu können, die sich normalerweise im Bereich von bis zu 100 Mikrovolt (µV; millionstel Volt) bewegen. Die Höhe der elektrischen Hirnwellen hängt von deren Frequenz ab: Je höher die Frequenz (f), desto kleiner in der Regel die Hirnwellen. Wenn wir uns im Tiefschlaf befinden, sind die Hirnwellen mit 1 bis 3 Schwingungen pro Sekunde (Hz) sehr langsam und groß (Delta-Wellen). Beim Dösen, Einschlafen und beim leichten Schlaf sind im EEG Hirnwellen zwischen 4 und 7 Hz (Theta-Wellen) zu beobachten. Und wenn wir wach sind, hängt es davon ab, ob wir eher ruhig und entspannt sind oder aufgeregt und geistig aktiv.

Beim ruhigen Dasitzen mit geschlossenen Augen treten bei den meisten Menschen ausgeprägte Alpha-Wellen (8 bis 12 Hz) im EEG auf. Der visuelle Cortex hat ja sozusagen nichts zu tun und geht in einen »Standby-Modus«. Sobald jemand dann die Augen öffnet, kommt es zu einer »Alpha-Blockade« – die Zentren der visuellen Verarbeitung im Bereich des Hinterkopfs werden aktiviert, um das Gesehene zu analysieren. Diese Aktivierung geht im EEG mit schnellen, kleinen und unregelmäßigen Wellen einher, deren Frequenzen sich zwischen 13 und 30 Hz bewegen (Beta-Wellen) oder bei sehr kurzzeitiger und lokal fokussierter Erregung noch darüber liegen können (> 30 Hz). Diese sehr schnellen Gamma-Wellen sind dann in der Regel kleiner als 10 µV.

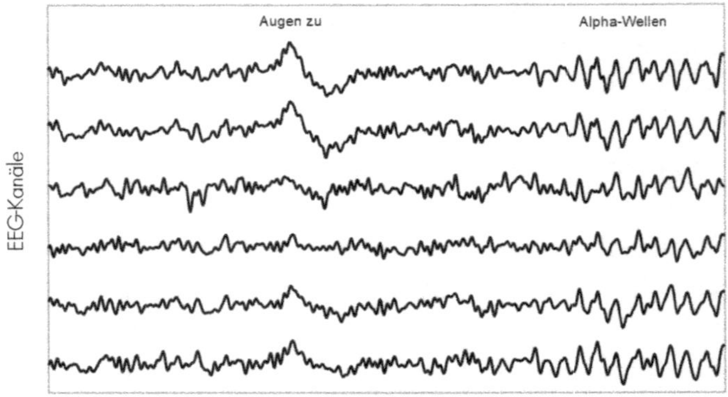

Abb. 42: Zunahme der Alpha-Wellen beim Schließen der Augen

Abgesehen von der Höhe (Amplitude) der Gehirnwellen und ihrer Frequenz (eingeteilt in die oben genannten Frequenzbänder) interessieren in der Forschung auch der Ort der elektrischen Aktivität (Topografie) und die Synchronisierung zwischen verschiedenen Hirnregionen, beispielsweise der linken und rechten Hemisphäre. Diese Synchronisierung zwischen verschiedenen Elektroden wird bestimmt, indem der Zusammenhang ihrer elektrischen Aktivität berechnet wird. Wenn die Verteilung der Frequenzen weitgehend übereinstimmt oder die elektrischen Wellen sogar genau im gleichen Takt auf und ab schwingen, dann ist die Konnektivität (Verbundenheit) zwischen den Hirnregionen offenbar hoch.

Es gibt zahlreiche Studien, in denen untersucht wurde, wie sich das EEG während einer Meditation verändert (Cahn & Polich, 2006; Lomas et al., 2015). Die berichteten Befunde sind sehr vielfältig und oft auch unterschiedlich, was vermutlich mit der Variabilität der untersuchten Meditationsmethoden und Stichproben (Anfänger oder Experten) zu erklären ist. Bei Personen, die Achtsamkeitsmeditation praktizierten, wurde generell eine Zunahme der Alpha- und Theta-Wellen beobachtet, und zwar stärker, als wenn lediglich die Augen geschlossen wurden (Kontrollbedingung). Dabei sind Theta-Wellen hier nicht unbedingt als ein Hinweis zu interpretieren, dass die Meditierenden dösen oder sich kurz vor dem Einschlafen befinden. Es gibt nämlich auch frontale Theta-Wellen, die auftreten, wenn das Arbeitsgedächtnis aktiviert ist. In Phasen mit erhöhter Selbstkontrolle und Fokussierung der Aufmerksamkeit während der Meditation treten diese Theta-Wellen vermehrt auf (Brandmeyer & Delorme, 2016).

Studien zu den Wirkungen von Pranayama auf die Hirnaktivität wurden bisher vergleichsweise selten durchgeführt (siehe Übersichtsartikel von Saoji et al., 2018). Eine tschechische Forschergruppe untersuchte in zwei älteren separaten Studien (Stancak et al., 1991, 1993) langsame geführte Atmung (ähnlich der in Modul 2) und beschleunigte Atmung (ähnlich der in Modul 4). Gegenüber einer durch externe Tonreize geführten Atmung mit normaler Atemfrequenz nahm die kortikale Erregbarkeit bei der Atemführung um 0,1 Hz (jeweils 5 Sekunden Ein- und Ausatmung) ab. In den ersten zehn Minuten während der beschleunigten Atmung nahm die schnelle Beta-Aktivität im EEG zu. Im Anschluss an die Übung berichteten die erfahrenen Yoga-Praktizierenden von mehr Entspannung, und auch im EEG herrschten wieder langsamere Wellen vor. Es wurde nicht zwischen Phasen beschleunigter Atmung und den Atempausen während der Übungen unterschieden.

Gerade die Atempausen sind aus Sicht des Yoga jedoch besonders interessant, da einerseits durch die milde Hyperventilation die kortikale Erregung – und die Wachheit – erhöht sein sollte und andererseits der Atem für einen Moment pausiert, was gemäß den traditionellen Yoga-Schriften dabei helfen sollte, Denkprozesse zur Ruhe zu bringen. Bei der transzendentalen Meditation gehen solche Phasen verminderter Atmung und erhöhter Bewusstheit (»reines Bewusstsein«, Transzendenz) mit einer erhöhten Kohärenz der Alpha-Aktivität in frontalen Hirnregionen einher (Travis, 2014).

In unserer Studie wurden die physiologischen Messungen durchgeführt, während dieselben Personen die vier unterschiedlichen Atemübungen praktizierten, sodass wir direkte Vergleiche vornehmen konnten, wie die elektrische Hirnaktivität jeweils beeinflusst wurde.

Beschreibung der Übungen

Das vierte Modul unterscheidet sich in Bezug auf die Führung des Atems am deutlichsten von den anderen drei Modulen. Während es bisher um einen gleichmäßigen, ruhigen Atemfluss mithilfe verschiedener Techniken ging, wird der Atemrhythmus in diesem Modul deutlich beschleunigt. Es wird aktiv mit der Bauchdecke gearbeitet. Auf diese bewusste, leichte Form der Hyperventilation folgt eine spontane Atempause, in welcher der Atem ruht, wodurch auch der Geist zur Ruhe kommen kann. Achten Sie in diesem Modul ganz besonders auf die Anleitungen und überprüfen Sie Ihre Übungsausführung sorgfältig.

Modul 4.1

Um einen sanften Einstieg in die Hyperventilation zu finden, wird die für diese Technik spezifische Atembewegung im aktiven Atmen langsam eingeführt. Nach einer kurzen Übungseinheit mit der Atemtechnik wird die aktivierende Wirkung genutzt, um die Übungseinheit mit dynamischen Bewegungsabläufen zu beenden.

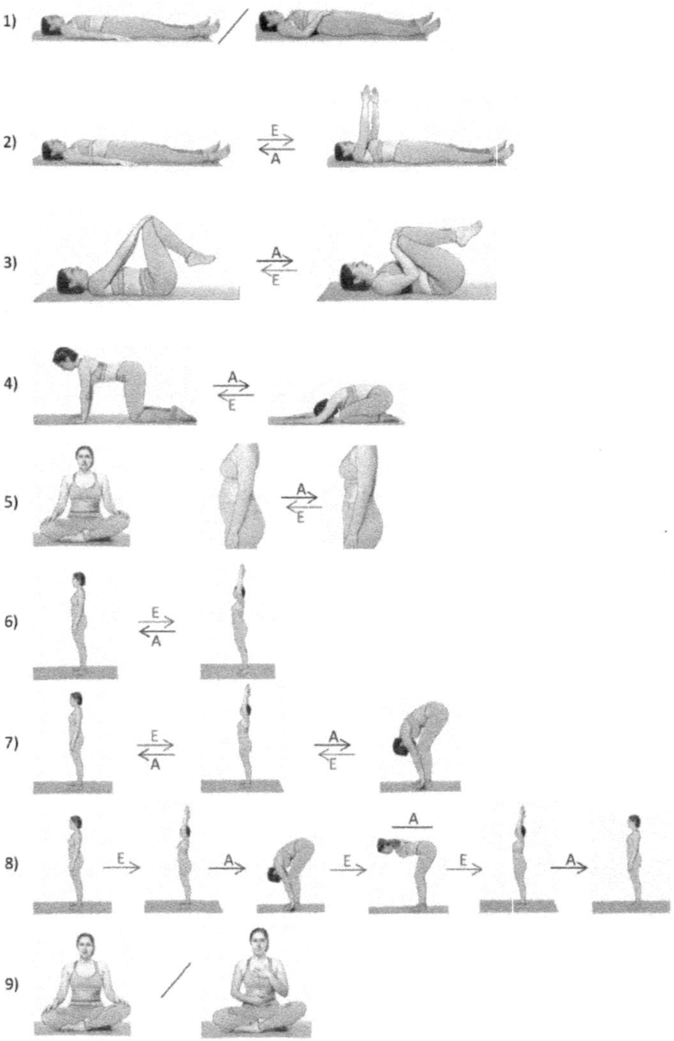

Abb. 43: Aktiv atmen

1) Grundhaltung: Rückenlage

Richten Sie sich in der Rückenlage ein. Nehmen Sie für einen Moment Ihren Körper wahr: Wie fühlt er sich jetzt im Moment an? Ist die Position, die Sie gewählt haben, stimmig oder möchten Sie sie noch mal verändern? Beobachten Sie Ihren Körper, ohne etwas verändern zu wollen. Nehmen Sie wahr, was jetzt im Moment ist.

Wenden Sie Ihre Aufmerksamkeit anschließend Ihrem Atem zu. Beobachten Sie, wie er jetzt im Moment fließt. Wenn Sie Ihren Atem einige Atemzüge lang beobachtet haben, achten Sie auf den Moment nach der Ausatmung. Atmen Sie nach der Ausatmung nicht automatisch wieder ein, sondern warten Sie, bis Ihnen Ihr Körper den Impuls gibt, wieder einzuatmen. So kann eine Pause zwischen der Aus- und der Einatmung entstehen. Beobachten Sie die Signale Ihres Körpers: Wann spüren Sie, dass die Einatmung beginnen möchte? Zeigt Ihnen Ihr Körper, dass er wieder Sauerstoff benötigt, oder denken Sie nur, Sie müssten langsam mal wieder einatmen?

Der Reflex einzuatmen ist einer der stärksten in unserem Körper, und Sie können darauf vertrauen, dass Ihr Körper Ihnen sehr deutlich zeigt, wenn eine neue Einatmung erforderlich ist. Nehmen Sie zehn Atemzüge, bei denen Sie auf den Impuls für die Einatmung warten.

Richten Sie Ihre Aufmerksamkeit anschließend auf die Bewegung der Bauchdecke nach unten/innen während der Ausatmung. Lassen Sie Ihre Bauchdecke mit der Ausatmung bewusst nach unten/innen sinken. Mit jeder Ausatmung darf Ihre Bauchdecke etwas mehr nach unten/innen sinken. Nach einigen Atemzügen, in denen Sie Ihre Bauchdecke entspannt nach unten sinken gelassen haben, geben Sie am Ende der Ausatmung der Bauchmuskulatur einen kleinen Impuls, um die Bauchdecke noch etwas mehr nach unten/innen zu bewegen und dadurch noch mehr Luft aus der Lunge strömen zu lassen. Nach der Ausatmung entspannen Sie die Bauchdecke wieder, sodass Luft in die Lunge strömen kann. Nehmen Sie so einige Atemzüge, in denen Sie den Impuls der Bauchdecke zum Einatmen am Ende der Ausatmung wahrnehmen. Lassen Sie Ihren Atem anschließend wieder frei fließen.

2) Grundhaltung: Rückenlage
Versuchen Sie während der folgenden Bewegung die Aufmerksamkeit nach der Ausatmung auf den Impuls für die Einatmung zu lenken. Heben Sie mit der Einatmung die Arme an, sodass sie senkrecht über den Schultern stehen, und lassen Sie sie ausatmend wieder neben den Körper sinken (siehe Modul 1.1, Übung 2). Nach der Ausatmung warten Sie auf den Impuls für die Einatmung, bevor Sie mit der Bewegung beginnen.

3) Grundhaltung: Rückenlage
Richten Sie sich in der Rückenlage mit aufgestellten Beinen ein. Üben Sie die Kopf-Knie-Stellung und legen Sie dafür die Handflächen auf den Knien ab, die Füße lösen sich vom Boden (siehe Modul 1.4, Übung 3). Wenn Sie ausatmend die Knie Richtung Rumpf sinken lassen, bewegen Sie Ihre Bauchdecke bewusst nach unten/innen. Das Sinkenlassen der Beine unterstützt die Bewegung der Bauchdecke, da das Gewicht der Beine die Bauchdecke zusätzlich nach unten/innen bewegt.

4) Grundhaltung: Vierfüßler-Stand
Richten Sie sich im Vierfüßler-Stand ein und üben Sie den Ablauf von Vierfüßler-Stand und Stellung des Kindes (siehe Modul 1.1, Übung 3). Achten Sie auch hier auf die Komprimierung der Bauchdecke mit der Ausatmung. Nach der Ausatmung verweilen Sie in der Stellung des Kindes, bis Sie den Impuls verspüren, wieder einzuatmen, erst dann beginnen Sie mit der Einatmung und der Bewegung in den Vierfüßler-Stand.

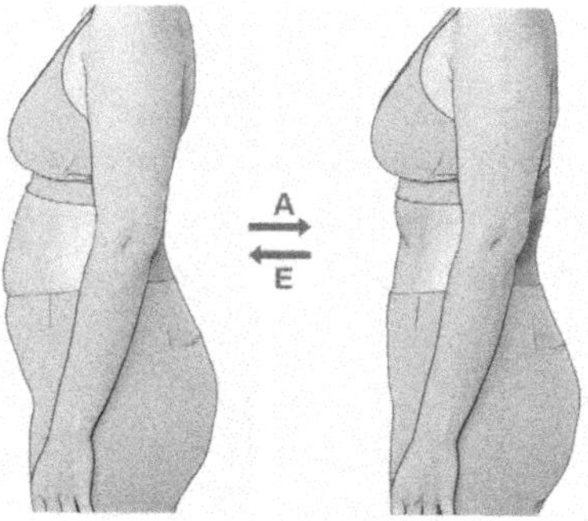

Abb. 44: Einziehen des Bauches bei der schnellen Atmung

5) Grundhaltung: Aufrechter Sitz

Richten Sie sich im Aufrechten Sitz ein. Für das Üben der folgenden Atemtechnik ist es wichtig, dass Sie eine Sitzposition wählen, in der Ihre Bauchdecke entspannt ist und sich frei bewegen kann. Probieren Sie verschiedene Positionen aus, und nehmen Sie sich in jeder Position einen Augenblick Zeit, um zu beobachten, wie sich Ihr Körper und speziell Ihre Bauchdecke in dieser Position anfühlt. Probieren Sie, auf einem Stuhl oder Hocker zu sitzen, im Fersensitz, auf einem Kissen im Fersensitz oder am Boden im Aufrechten Sitz mit einer Unterlage (z. B. Meditationskissen, gefaltete Decke).

Wenn Sie eine passende Sitzhaltung für sich gefunden haben, wenden Sie Ihre Aufmerksamkeit Ihrem Atem zu. Beobachten Sie die Bewegung Ihres Atems an der Bauchdecke, legen Sie eine Hand auf Ihren Bauch, um die Bewegung zu spüren, wie sich der Bauch ausatmend nach innen bewegt und einatmend nach außen wölbt. Wenn Sie dies einige Atemzüge lang beobachtet haben, bewegen Sie die Bauchdecke mit jeder Ausatmung aktiver nach innen, nutzen Sie Ihre Bauchmuskulatur. Lassen Sie die entstandene Spannung nach der Ausatmung wieder los, sodass Ihre Bauchdecke sich wieder nach außen bewegt und Luft durch das Loslassen der Spannung in die Lunge strömt.

Die Ausatmung ist aktiv, die Einatmung geschieht im Anschluss passiv, durch das Loslassen der Bauchdecke.
Üben Sie dies, bis Sie ein Gefühl für das Anspannen und Entspannen der Bauchdecke bekommen haben. Steigern Sie nun die Geschwindigkeit des Anspannens und Loslassens der Bauchdecke ein wenig. Konzentrieren Sie sich auf die Muskelarbeit der Bauchdecke, auf das Anspannen und Loslassen. Dadurch atmen Sie, Sie brauchen nicht direkt an das Aus- und Einatmen zu denken, nur an die Bewegung Ihrer Bauchdecke. Finden Sie eine Geschwindigkeit, bei der Sie die Bauchdecke nach der schnellen, kurzen Anspannung wieder gut entspannen können, bevor Sie sie wieder anspannen. Finden Sie einen gleichmäßigen Rhythmus.

Wenn Sie ein Gefühl für die Bewegung bekommen haben, machen Sie eine kurze Pause, warten Sie, bis sich Ihr Atem wieder normalisiert hat. Üben Sie nun das aktive Nach-innen-Bewegen und anschließende Loslassen der Bauchdecke 20 Mal am Stück, also für 20 Atemzüge in Ihrem Rhythmus.
Nach den 20 schnellen Atemzügen nehmen Sie einen bewussten, ruhigen, tiefen Atemzug und verweilen in der Pause nach der Ausatmung, bis Sie den Impuls verspüren, wieder einzuatmen. Spüren Sie Ihren Atemfluss und warten Sie, bis sich Ihr Atem normalisiert hat. Wenn Sie die Übung wiederholen möchten, üben Sie nun erneut 20 schnelle Atemzüge mit anschließender Pause nach der Ausatmung.

Wenn Sie merken, dass Ihnen während des Übens schwindelig wird oder Sie eine andere Form von Unwohlsein verspüren, beenden Sie die Übung und begeben sich in die Rückenlage oder in einen angelehnten Sitz. Warten Sie, bis sich Ihr Kreislauf erneut stabilisiert hat, und überprüfen Sie noch einmal, ob Sie Ihre Bauchdecke wirklich wieder entspannen nach dem aktiven Nach-innen-Bewegen. Üben Sie zunächst mit weniger

Atemzügen am Stück als zuvor angegeben und versuchen Sie sich langsam zu steigern.

6) Grundhaltung: Stabiler Stand

Richten Sie sich im Stabilen Stand ein. Üben Sie den Fußballenstand (siehe Modul 1.1, Übung 6). Nutzen Sie die Übung, um Ihren Körper nach dem längeren Sitzen zu bewegen.

7) Grundhaltung: Stabiler Stand

Richten Sie sich im Stabilen Stand ein und üben Sie die Vorbeuge aus dem Stand (siehe Modul 1.1, Übung 7). Wenn Sie ausatmend in die Vorbeuge kommen, bewegen Sie Ihre Bauchdecke bewusst nach innen, um die Vorbeuge zu verstärken.

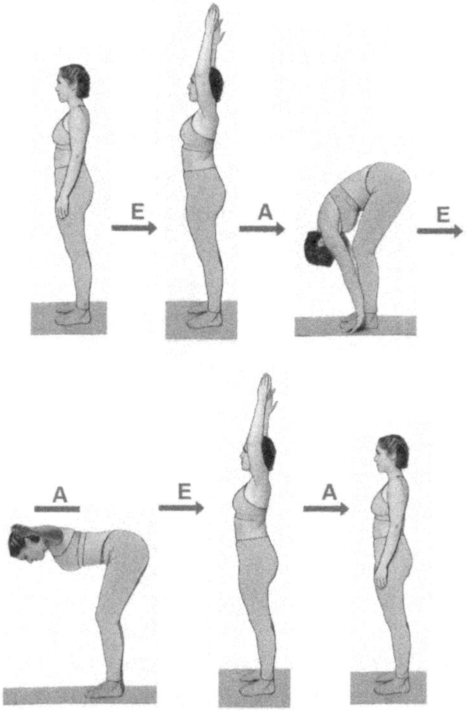

Abb. 45: Lange Sequenz im Stehen mit Vorbeuge

8) Grundhaltung: Stabiler Stand

Richten Sie sich im Stabilen Stand ein. Nehmen Sie einen bewussten Atemzug: Atmen Sie ein und aus. Mit der nächsten Einatmung richten Sie sich vom Brustbein aus auf und heben die Arme an. Kommen Sie ausatmend in die Vorbeuge. Richten Sie sich einatmend vom Brustbein aus auf und bewegen Ihren Oberkörper und Ihre Arme nach oben in die halbe Vorbeuge, sodass Sie parallel zum Boden sind. Ihr Blick geht Richtung Boden. Atmen Sie in der Haltung aus, bewegen Sie hierbei bewusst die Bauchdecke nach innen. Kommen Sie einatmend mit Oberkörper und Armen ganz in die Aufrichtung und lassen Sie ausatmend die Arme wieder nach unten sinken.

Variationen: Sollten Sie Probleme mit dem Rücken haben oder merken, dass sich Ihre Schultern verspannen, wenn Sie in der halben Vorbeuge verweilen, üben Sie die Haltung, ohne zu verweilen. Gehen Sie einatmend in die halbe Vorbeuge und lassen Sie ausatmend Oberkörper und Arme wieder nach unten in die Vorbeuge sinken. Einatmend kommen Sie mit Oberkörper und Armen ganz nach oben, ausatmend lassen Sie die Arme wieder nach unten sinken (siehe Modul 1.3, Übung 4). Wenn auch die dynamisch geübte halbe Vorbeuge problematisch ist, üben Sie die Vorbeuge ohne diesen Zwischenschritt.

9) Grundhaltung: Aufrechter Sitz

Richten Sie sich zum Abschluss der Übungseinheit für einen Moment im Aufrechten Sitz ein und spüren Sie zu Ihrem Körper und Ihrem Atem.

Modul 4.2

In diesem Modul sind die Übungen identisch mit denen im vorangegangenen Modul, die Übungszeit für die Atemtechnik wird verlängert.

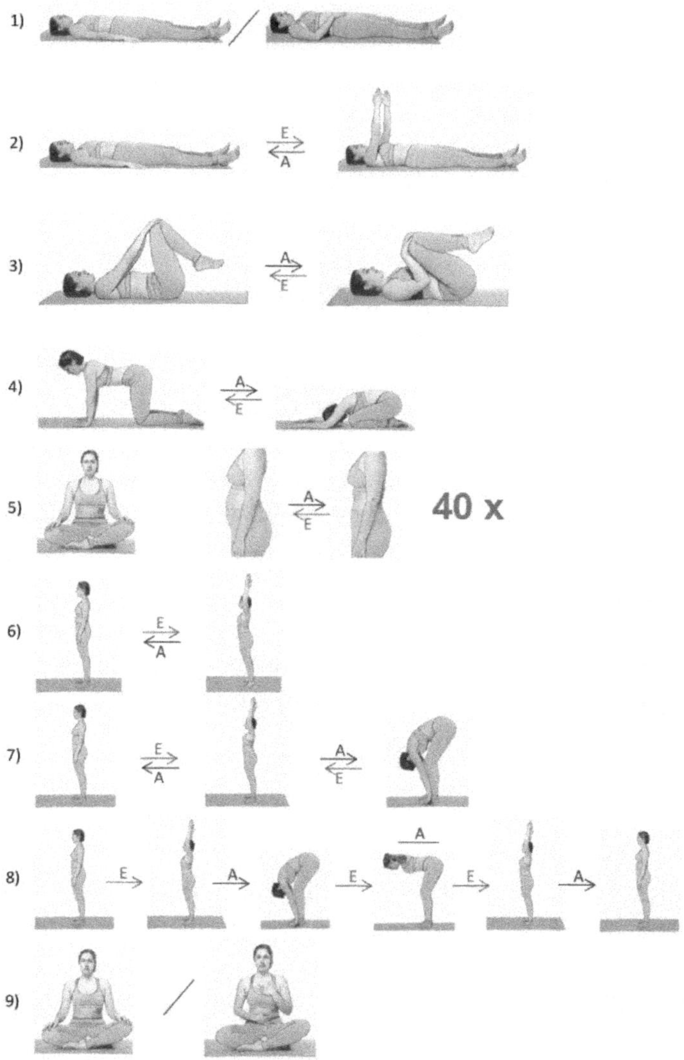

Abb. 46: Aktiv atmen mit 40 Atemzügen

Im Vordergrund steht die Atemtechnik, die Übungen sollen den Körper vorbereiten und die Aufmerksamkeit auf die Bewegung der Bauchdecke im Atemrhythmus lenken.

Sollten Sie mit Ihrer Aufmerksamkeit gut beim Atem sein und gut sitzen können, können Sie auch nur die Atemtechnik üben. Schauen Sie, ob Sie im Anschluss an die Atemtechnik noch einige Übungen aus der Stunde zum Ausgleich machen möchten, orientieren Sie sich hierfür an dem vorgegebenen Ablauf des Moduls.

Wenn Sie die Atemtechnik praktizieren, steigern Sie die Anzahl der schnellen Atemzüge von 20 auf 40. Achten Sie auf Ihre Sitzhaltung und probieren Sie wieder aus, in welcher Sitzhaltung sich Ihre Bauchdecke am freiesten bewegen kann. Nutzen Sie zum Üben die Anleitung zur leichten Hyperventilation (siehe Modul 4.1, Übung 5). Nachdem Sie den ersten Durchgang geübt haben, machen Sie eine Pause und spüren Sie Ihren Atem und Ihren Körper. Wenn sich Ihr Atem normalisiert hat, können Sie eine zweite Runde üben.

Nutzen Sie ein paar Bewegungsabläufe nach der Atemtechnik, um Ihren Körper zu bewegen und die entstandene Aktivierung umzusetzen.

Modul 4.3

Üben Sie in diesem Modul die Übungen und Bewegungsabläufe wie in Modul 4.1 beschrieben. Beobachten und beeinflussen Sie die Bewegung Ihrer Bauchdecke in den verschiedenen Positionen und Bewegungsabläufen wie zuvor beschrieben.

Wenn Sie die Atemtechnik üben, steigern Sie die Anzahl der Atemzüge von 40 auf 50 schnelle Atemzüge. Nutzen Sie die Beschreibung der Atemtechnik aus Modul 4.1 (siehe Modul 4.1, Übung 5).

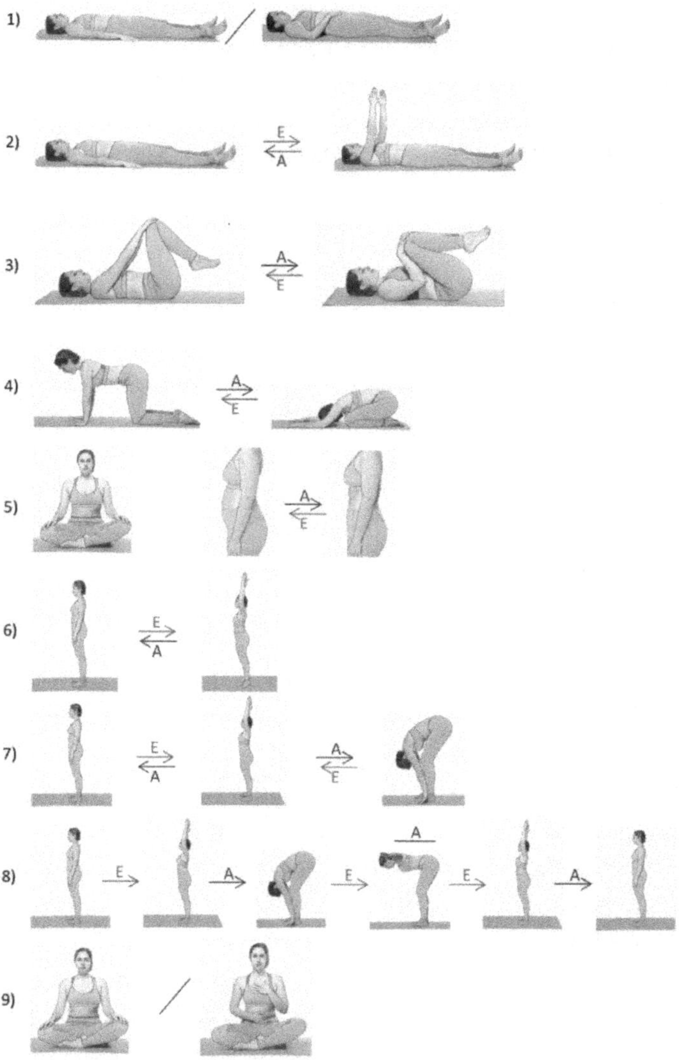

Abb. 47: Schnelles Atmen und Atempausen

Richten Sie Ihre Aufmerksamkeit beim Üben der Technik diesmal vermehrt auf den Moment nach dem Üben der schnellen Atemzüge. Nehmen Sie nach den 50 Atemzügen noch einen bewussten Atemzug und verweilen Sie anschließend in der Atemleere nach der Ausatmung. Nehmen Sie den Moment wahr, in dem Ihr Atem zur Ruhe kommt. Vertrauen Sie darauf, dass Ihr Körper Ihnen zeigt, wenn Sie wieder anfangen sollen zu atmen, und beginnen Sie erst nach dem Impuls für die Einatmung damit, den Atem wieder frei fließen zu lassen.

Beobachten Sie Ihren Atem, bis er sich normalisiert hat, und wiederholen Sie die Übung gegebenenfalls. Im Anschluss an die Atemtechnik praktizieren Sie die in der Modulübersicht angegebenen Übungsabläufe, um Ihren Körper zu bewegen und anschließend erneut Ihren Körper und Ihren Atem zu spüren. Beobachten Sie, ob und welche Veränderungen durch das Üben entstanden sind.

Modul 4.4

Beginnen Sie die Einheit mit den einfachen Bewegungsabläufen und halten Sie Ihren Fokus bei der Bewegung der Bauchdecke.
Wenn Sie die leichte Hyperventilation bereits 50 Atemzüge am Stück praktizieren können, steigern Sie die Anzahl der Atemzüge auf 60 und nehmen Sie sich eine längere Zeit, beispielsweise zehn Minuten, in der Sie die Übung wiederholt praktizieren. Probieren Sie verschiedene Sitzhaltungen aus und wählen Sie eine angenehme Sitzhaltung, in der Sie für eine längere Zeit verweilen können. Nehmen Sie sich zwischen den Einheiten der schnellen Atemzüge ausreichend Zeit, damit sich die Atmung wieder normalisieren kann. Nach den Atemübungen kommen Sie in den Stand für die Übungsabläufe, um Ihren Körper nach dem längeren Sitzen zu bewegen. Beenden Sie die Einheit in Ruhe im Sitzen und wenden Sie Ihre

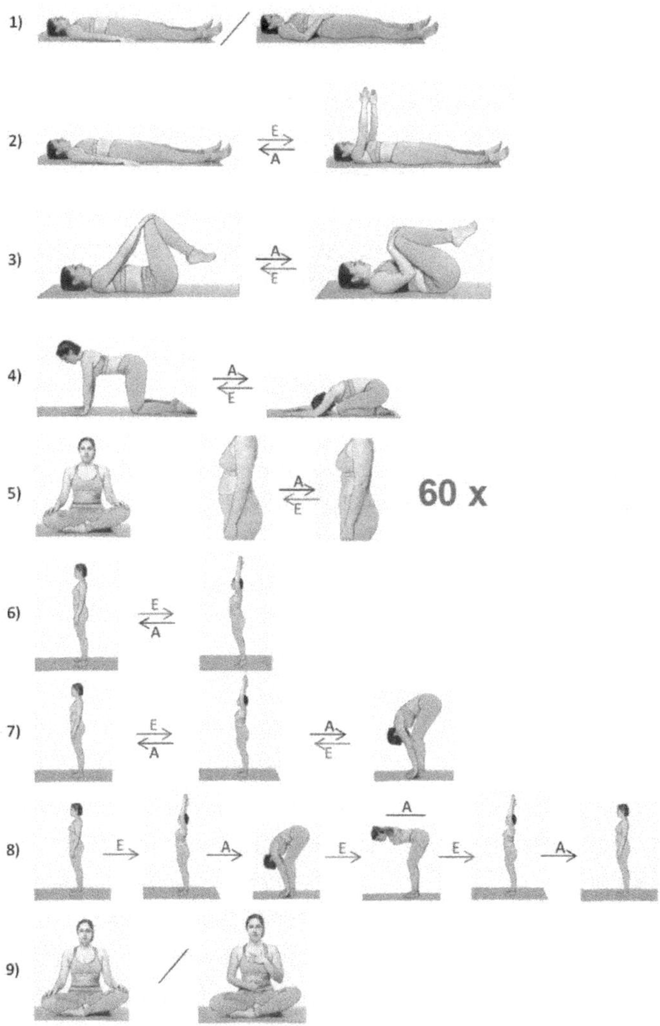

Abb. 48: Schnelles Atmen und Atempausen mit 60 Atemzügen

Aufmerksamkeit hier noch mal ganz bewusst Ihrem Körper und Ihrem Atem zu. Beobachten Sie, wie sich Ihr Körper anfühlt, wie Ihr Atem fließt und wie die Verbindung zwischen Ihrem Atem und der Bewegung des Atems im Körper ist.

Die beschleunigte Atmung in Form des Schnellen Atmens ist sicherlich die technisch anspruchsvollste Technik des Trainings. Sie erfordert eine genaue Anleitung und schrittweise Hinführung, bis schließlich auch längere Phasen der beschleunigten Atmung ohne Anstrengung und ohne Verkrampfung der Bauchmuskulatur möglich sind. Dies spiegelt sich in einigen der Rückmeldungen wider, die wir von den TeilnehmerInnen zu diesem Modul erhalten haben:

»Mir hat die schrittweise Einführung in die Atembeschleunigung besonders gefallen.«
»Das Ausprobieren und Erlernen verschiedener Sitzhaltungen im Rahmen der beschleunigten Atmung hat mir besonders gefallen.«
»Bei der Atembeschleunigung wäre eine weitere Übungsstunde sinnvoll gewesen.«

Dass unsere TeilnehmerInnen dennoch bereits nach zwei Wochen in der Lage waren, die Technik für mehrere Minuten zu praktizieren, zeigte sich bei den Messungen im Labor, wo der Wechsel von schnellen Atemzügen und Pausen besonders markant in den Atemkurven sichtbar wird. Allerdings war die Variabilität zwischen den TeilnehmerInnen bei der Ausführung dieser Atemtechnik sehr hoch.

Die Atembeschleunigung stieß bei den TeilnehmerInnen insgesamt auf eine sehr positive Resonanz. Dies vielleicht auch deswegen, weil diese Technik ganz klar auf eine Aktivierung abzielt und sich somit für bestimmte Situationen anbietet, in denen eine entspannende Atemtechnik unpas-

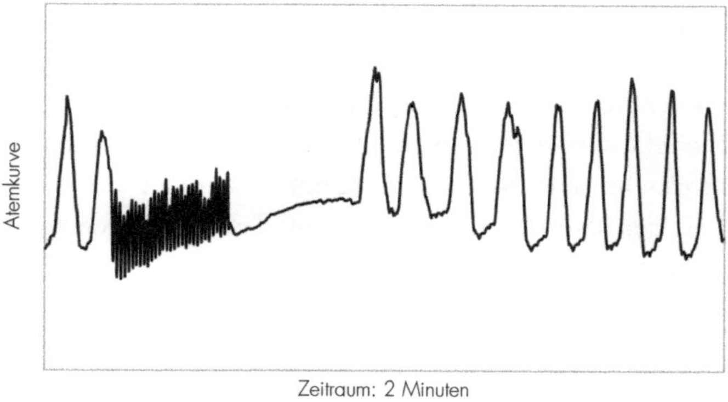

Abb. 49: Beschleunigte Atmung und Atempause

send wäre. Die nachfolgenden Anwendungen beim Autofahren oder morgens nach dem Aufstehen machen dies exemplarisch deutlich.

> *»Die Atembeschleunigung war für mich überraschend effektiv.«*
> *»Die milde Hyperventilation habe ich bei Ermüdungserscheinungen während des Autofahrens eingesetzt.«*
> *»Die milde Hyperventilation habe ich morgens zur Aktivierung eingesetzt.«*

Im Alltag bietet sich die Anwendung dieser Atemtechnik immer dann an, wenn Sie müde sind und sich aktivieren möchten. Verzichten Sie beispielsweise beim nächsten Tief am Arbeitsplatz auf einen starken Kaffee und experimentieren Sie alternativ mit dieser Atemtechnik. Auch eine leichte Beschleunigung der Atemfrequenz wirkt schon aktivierend und ist nicht ganz so auffällig wie das starke, rhythmische Einziehen des Unterbauchs bei der regulären Übung.

Diese Besonderheit der beschleunigten Atmung findet sich auch in den Fragebogenergebnissen wieder. Bezüglich der Achtsamkeit erreichte die Unterskala »Bewusstes Handeln, Gegenwärtigkeit« nach Modul 4 den höchsten Durchschnittswert. Diese Zunahme war nicht nur gegenüber der Ausgangslage vor dem Training bedeutsam, sondern auch noch im Vergleich mit der Messung nach Modul 1. Auch auf der Unterskala »annehmende, nichturteilende, mitfühlende Haltung« kam es zu einem Anstieg. Die stärksten Veränderungen zeigten sich jedoch im Fragebogen zum aktuellen körperlichen Wohlbefinden, wo auf mehreren Skalen bedeutsame Zuwächse zu verzeichnen waren:

- Nachlassende Anspannung
- Ruhe/Muße
- Genussfreude/Lustempfinden
- Vitalität/Lebensfreude
- Gepflegtheit, Frische, angenehmes Körperempfinden

Die beschleunigte Atmung war die einzige Technik, die zu einem Anstieg von Vitalität und Lebensfreude führte, was eine belebende Wirkung unterstreicht. Zugleich ließ die Anspannung nach, Ruhe, Genussfreude und Lustempfinden wurden gesteigert. Im Vergleich mit dem Ausgangswert vor dem Training nahm der Punktwert für den subjektiv erlebten Stress nach Modul 4 mit einer Reduktion von über 15% am stärksten ab.

Das ungewöhnliche Atemmuster bei der beschleunigten Atmung schränkt die Anwendung im Alltag allerdings auf Situationen ein, in denen Sie alleine und unbeobachtet sein sollten, wenn Sie kein Aufsehen erregen möchten. Bei der Befragung nach Abschluss des Trainings beurteilten die TeilnehmerInnen die Schwierigkeiten mit der Umsetzung der einzelnen Atemtechniken. Hierbei wurde das beschleunigte Atmen mit Abstand am häufigsten als »am schwierigsten« beurteilt.

Dennoch möchten wir Sie ermuntern, auch diese Atemtechnik in Ihr Übungsprogramm zu integrieren, insbesondere dann, wenn Sie Meditation praktizieren und Phasen von Müdigkeit überwinden möchten. Der aktivierende und belebende Effekt wird gerade in der Meditation besonders deutlich spürbar, wenn die Innenwahrnehmung sensibilisiert ist.

Erst jüngst würde in einer Studie bei Epilepsie-Patienten mit im Gehirn implantierten EEG-Elektroden herausgefunden, dass durch eine beschleunigte Atmung die Kohärenz zwischen der Atmung und der Amplitude der Gamma-Wellen im Kortex erheblich zunimmt (Herrero et al., 2018). Der Einfluss der Atmung auf höhere geistige Funktionen scheint erheblich größer zu sein, als dies lange Zeit angenommen wurde (Heck et al., 2017). Im Ausblick wird auf diese neueren Forschungsansätze detaillierter eingegangen, die ein besseres Verständnis der traditionellen Lehren des Yoga ermöglichen könnten.

FAZIT UND AUSBLICK

Im Hauptteil des Buches haben Sie eine detaillierte Beschreibung von vier Atemtechniken erhalten, mit denen Sie Ihre Gesundheit und Ihr Wohlbefinden im Alltag fördern können. Wenn Sie die Übungen praktiziert haben, kennen Sie bereits die Wirkungen und können für sich Bilanz ziehen, was das Training Ihnen persönlich gebracht hat. Falls Sie bis hierher nur gelesen haben und noch unentschieden sind, ob Sie das Training absolvieren möchten, dann hilft Ihnen vielleicht das Fazit, das wir aufgrund der Rückmeldungen unserer TeilnehmerInnen gezogen haben.

Die Rückmeldungen der TeilnehmerInnen sind für uns eine wichtige Quelle für die Bewertung der Wirksamkeit des Trainings und können Ihnen zugleich anschaulich vermitteln, wie vielseitig die erlernten Atemtechniken einsetzbar sind. Für die einzelnen Techniken hatten wir nach deren Beschreibung spezifische Anwendungsmöglichkeiten aufgeführt. Um Sie weiterführend zu inspirieren, möchten wir Ihnen im folgenden Abschnitt noch allgemeine Rückmeldungen unserer TeilnehmerInnen vorstellen, die wir bei der Befragung nach dem Training erhielten.

Auf unsere Frage nach der Anwendung der Atemtechniken im Alltag allgemein erhielten wir unter anderen folgende Antworten.

> *»Die Atemübungen sind unkompliziert zu machen, in vielen Situationen möglich und zeigen aber schnelle und deutliche positive Effekte.«*

»Ich habe die Atemtechniken zum Entspannen und Beruhigen eingesetzt.«
»Erleichterung der Selbstregulation nach stressigen Situationen des Alltags.«
»In Stresssituationen, wo der Atem unruhig bis hektisch war, vor wichtigen Ereignissen zur Beruhigung und teilweise zur Konzentration.«

Die TeilnehmerInnen zählten außerdem viele konkrete Situationen im Alltagsleben auf, bei denen sie die erlernten Atemtechniken wahlweise entweder gezielt zur Beruhigung oder zur Aktivierung genutzt haben.

»Die Atemtechnik war abends zum Abschalten, beim Einschlafen, zur Beruhigung und zum Runterkommen hilfreich.«
»Die Atemtechniken waren zur Aktivierung hilfreich, morgens nach dem Aufwachen.«
»Bei Nervositätsattacken, Aufregungen im Allgemeinen, bei Einschlafstörungen, bei übler Laune und Verstimmtheit.«
»Zur Entspannung (oder Aktivierung) am Abend, in einer unbeobachteten (freien) Minute im Büro nach einer abgeschlossenen Aufgabe (zur Belohnung).«
»Während des Autofahrens, in Situationen, in denen ich zunehmende Anspannung verspürt habe und mich wieder beruhigen wollte, bei zunehmender Müdigkeit und Konzentrationsverlust.«

Am Morgen wurden die Atemtechniken häufig nach dem Aufstehen genutzt, um richtig wach zu werden und sich zu aktivieren, wohingegen am Abend eher beruhigende Techniken praktiziert wurden, um günstige Voraussetzungen für das Einschlafen zu schaffen. Bei Nervosität, Aufregung und Anspannung konnte erfolgreich gegengesteuert werden, aber auch bei emotionalen Verstimmungen oder Müdigkeit.

Im Kontext der beruflichen Arbeit allgemein und im Studium in Lernphasen sowie vor Prüfungen kam die verbesserte Fähigkeit zur Selbstregulation ebenfalls zum Tragen.

> *»In vielen verschiedenen Situationen anwendbar, vor dem Schlafengehen, in der Bibliothek, beim Lernen …«*
> *»Während der Arbeit für den Bachelor, als Pause oder Abschluss des Arbeitstages.«*
> *»Wenn ich Zeit und freien Raum zwischen meinen Tätigkeiten hatte, vor Klausuren zur Aktivierung, zur Entspannung im Zug, bei Nervosität abends vor dem Schlafengehen.«*
> *»Vor Prüfungen, wichtigen Terminen, vor dem Schlafengehen, bei Ärger.«*
> *»In unterschiedlichen Situationen: Bus-/Zugfahren, zu Hause zur Entspannung oder Aktivierung (Start in den Tag), bei der Arbeit.«*
> *»Beim Auto-/Zugfahren, in der Arbeit, Uni und beim Einkaufen.«*

Es lässt sich vermuten, dass damit nicht nur das subjektive Wohlbefinden gesteigert werden konnte, sondern auch die Leistungsfähigkeit. Hier sind die Atemtechniken vor allem dazu geeignet, die Konzentrationsfähigkeit zu erhöhen, sowohl beim Sport als auch in Verbindung mit Meditation und anderen Yoga-Übungen.

»… Meditation (Vorbereitung), Arbeit (Konzentration durch Atmen).«
»Die Atemübungen beim Dehnen nach dem Sport integrieren.«
»Angliederung der Atemtechnik an Yoga-Zeit.«

Insgesamt hat sich für uns somit die Zielsetzung des Trainings erfüllt, die Atemtechniken in verschiedenen Lebensbereichen nutzbar zu machen – als Werkzeuge zur Selbstregulation des vegetativen Nervensystems (Entspannung, Aktivierung) sowie der Emotionen (Stressreduktion, Gelassenheit) und der Aufmerksamkeit (Konzentration).

Darüber hinaus hoffen wir, dass die Anwendung dieser Techniken zu einer insgesamt bewussteren Lebensführung beiträgt. Bezüglich der Anwendung von Meditation als einer Methode zur Stressbewältigung wird in den letzten Jahren vermehrt kritisiert, dass altehrwürdige Techniken »missbraucht« würden, um eigentlich krank machende Verhältnisse in der heutigen hektischen Lebens- und Arbeitswelt erträglicher zu machen und um die Leistungsfähigkeit zu steigern (Meditation und Wissenschaft, 2016, 2018; Achtsamkeit – kritischer Blick auf einen Trend, 2016).

Es mag tatsächlich nicht selten zu solch einer »Instrumentalisierung zur Selbstoptimierung« kommen. Wir sind aber zuversichtlich, dass die Atemtechniken, ebenso wie die Meditation, die Übenden letztlich mehr zu sich selbst bringen, das Bewusstsein für die Ursachen von Stress schärfen sowie die Bereitschaft fördern, die eigenen Lebensbedingungen zu hinterfragen und gesünder zu gestalten.

Die Atemtechniken des Yoga lassen sich unabhängig von dessen Weltanschauung nutzen, um selbstbestimmter und gesünder zu leben. Aus Sicht des Yoga erfordert eine vollständige Gesundung des Menschen jedoch einen fundamentalen Wandel in der Wahrnehmung der Realität, der zu einer tiefen Selbsterkenntnis und Befreiung führt (Ott, 2013). Diese erweiterte Perspektive wird im nächsten Kapitel umrissen, um die Funktion und den Stellenwert zu verdeutlichen, den Atemtechniken im Gesamtsystem des Yoga haben.

Yoga als Lebensweg

In der Einführung wurde im Kapitel »Atemtechniken im Yoga« darauf hingewiesen, dass Pranayama das vierte der insgesamt acht Glieder des klassischen Yoga ist. Die beiden ersten Glieder beinhalten ethische Richtlinien für das Verhalten (siehe Ott, 2013). Die im Westen vor allem bekannten und praktizierten körperlichen Stellungen des Yoga werden dem dritten Glied zugeordnet, das ursprünglich lediglich eine stabile Sitzhaltung beschreibt, die mit Leichtigkeit für längere Zeit gehalten werden kann, um Atemübungen und Meditation zu praktizieren.

Die wissenschaftliche Erforschung des Yoga hat sich lange Zeit vor allem auf die körperlichen Stellungen und die Meditation konzentriert und in geringerem Umfang auf die Atemtechniken. Dabei wurde in Studien in der Regel eine einzelne Technik in den Fokus gerückt. Erst in jüngerer Zeit sind umfassende wissenschaftliche Modelle vorgestellt worden, die alle Techniken des Yoga einbeziehen, einschließlich der ethischen Richtlinien (Gard et al., 2014), und differenzierte Aussagen zu den Wirkungen einzelner Übungselemente machen (Schmalzl et al., 2015; Villemure et al., 2015).

Yoga scheint seine volle Wirkung durch die besondere Kombination aus innerer (geistiger) und äußerer (körperlicher) Haltung, bewusster Atmung und Achtsamkeit, also auf die Gegenwart fokussierter Aufmerksamkeit (Konzentriertheit), zu entfalten. Insofern handelt es sich um einen ganzheitlichen Ansatz, der alle Ebenen des Menschen anspricht. Obgleich Atemtechniken im Zentrum stehen, sind alle genannten Elemente in unserem Trainingsprogramm enthalten.

Während es in unserem Trainingsprogramm in erster Linie um die physische Gesundheit und das seelische Wohlbefinden geht, reichen die Zielsetzungen des klassischen Yoga weiter: Hier geht es um tiefgreifende Veränderungen des Bewusstseins. Die letzten drei Glieder des Yoga beschreiben einen Weg der geistigen Schulung, der in tiefe Versenkung, Selbsterkenntnis und Erfahrungen von Transzendenz mündet.

Ethische Schulung, Körperstellungen und Atemübungen dienen im Gesamtsystem des Yoga also der Vorbereitung. Als Methode zur Regulierung der Lebensenergie im Körper kommt Pranayama dabei allerdings eine Schlüsselrolle zu. Denn neben dem physischen Körper beschreiben die Lehren des Yoga einen »Energiekörper« mit Bahnen (Nadis) und Zentren (Chakras), denen eine große Wichtigkeit für die geistige Entwicklung zugeschrieben wird. Die Übungen des Pranayama zielen darauf ab, Energiebahnen im Körper zu reinigen und zu aktivieren, sodass eine als »Kundalini« bezeichnete Energie, die an der Basis der Wirbelsäule ruhen soll, zum Aufsteigen bewegt wird. Auf ihrem Weg nach oben bis zum Scheitelpunkt des Kopfes würden dabei insgesamt sieben Energiezentren aktiviert:

1. Wurzel-Chakra
2. Sexual-Chakra
3. Sonnengeflecht
4. Herz-Chakra
5. Kehl-Chakra
6. Drittes Auge
7. Kronen-Chakra

Die Erfahrung der Erleuchtung trete ein, sobald die Energie das siebte Chakra am Scheitelpunkt des Kopfes erreicht. Die bei diesem Prozess auftretenden energetischen Phänomene werden in der Forschung auch als Kundalini-Syndrom bezeichnet (siehe Interview mit Liane Hofmann in Ott, 2013; Greenwell, 2000; Hofmann, 2017).

In einer laufenden Interview-Studie zur Vielfalt meditativer Erfahrungen schildern uns die erfahrenen Meditierenden immer wieder Wahrnehmungen von Energiebewegungen im Körper, die mit diesen Beschreibungen in den Yoga-Lehren übereinstimmen. Im Zuge der Praxis der Atemtechniken machen Sie selbst vielleicht auch die Erfahrung, dass sich die Wahrnehmung Ihres Körpers verändert und Sie ihn mehr als ein lebendiges Energiefeld empfinden.

Die vermittelten Atemtechniken sollen Sie in die Lage versetzen, die Lebensenergie in Ihrem Körper besser wahrzunehmen und selbst zu regulieren. Wenn Sie darüber hinaus ein Interesse daran entwickeln, den Weg der geistigen Schulung des Yoga zu gehen, dann führt Sie dieser Weg zu veränderten Bewusstseinszuständen, die mit einer Auflösung der personalen Identität bzw. Ich-Struktur verbunden sind, die das normale Alltagsbewusstsein kennzeichnen (siehe Ott, 2017).

Eine sehr anschauliche und eindrückliche Schilderung dieses Prozesses der Transformation, einschließlich der Bedeutung, die Atemtechniken dabei spielen, gibt ein klassischer Text, der erst seit Kurzem in völlig neuer Übersetzung vorliegt. Im folgenden Kapitel wird Ihnen dieser Text kurz vorgestellt; es werden Passagen daraus wiedergegeben, die den engen Zusammenhang zwischen Atmung und Denken erörtern und detailliert beschreiben, wie über eine Hemmung der Atmung der Geist zur Ruhe gebracht werden kann.

Mokshopaya – Weg der Befreiung (Ulrich Ott)

Der Titel des Werkes setzt sich zusammen aus den Begriffen *moksha* (Sanskrit für »Erlösung«, »Befreiung«) und *upaya* (Sanskrit für »zweckdienliches Mittel«, freier übersetzt mit »Weg«). Es stammt von einem anonymen Autor aus Kaschmir (im Norden Indiens) und wird auf die Mitte des 10. Jahrhunderts datiert. In einem universitären Forschungsprojekt wurde zunächst aus erhaltenen Handschriften der ursprüngliche Sanskrit-Text rekonstruiert (siehe: Mokṣopāya-Projekt, Website, 2005). Die insgesamt etwa 30.000 Doppelverse, aus denen das Werk besteht, verteilen sich auf fünf Bücher:

1. Über die Leidenschaftslosigkeit
2. Über das Verhalten der Befreiungssucher
3. Über die Entstehung der Welt
4. Über das Dasein
5. Über das Zurruhekommen

In der Folge wurden die Bücher ins Deutsche übersetzt, wobei lediglich die Übersetzung des dritten Buches noch aussteht. Ausgangspunkt der übergreifenden Rahmenhandlung ist eine tiefe Depression, in die ein junger Prinz namens Rama verfällt, nachdem er von einer Pilgerfahrt an den königlichen Hof zurückgekehrt ist. Seine Angehörigen machen sich große Sorgen um ihn und sind ausgesprochen froh, als ein berühmter Weiser namens Vasishtha zu einem Besuch eintrifft. Der Text besteht zum weitaus größten Teil aus einem Dialog, in dem Vasishtha den Prinzen Rama darüber aufklärt, wie er zur letzten Wahrheit gelangen kann. Dies geschieht meist in Form von Erzählungen, die teilweise auch konkrete Schilderungen von Yogis und ihren Praktiken enthalten.

Vor allem das fünfte Buch »Über das Zurruhekommen« ist in dieser Hinsicht ergiebig, denn es enthält mehrere Textpassagen, in denen die Ziele und Methoden des Yoga recht detailliert dargelegt werden (Anonymus Casmiriensis, 2014). Besonders bemerkenswert hierbei ist die Kombination von poetischer Sprache mit Metaphern aus der Natur einerseits und analytischen Abschnitten andererseits, die in psychologisch sehr differenzierten Begriffen Veränderungen des Bewusstseins durch die meditative Selbstreflexion beschreiben.

Den generellen Ansatz des Yoga, das eigene Ich radikal infrage zu stellen und das konzeptuelle Denken gänzlich zur Ruhe zu bringen, illustriert Vasishta am prototypischen Beispiel eines jungen Yogis namens Uddalaka. Dieser war trotz großer Bemühungen zunächst erfolglos in der Meditation und verzweifelte, weil es ihm nicht gelingen wollte, sein Denken zu bändigen (Auszüge, Kapitel 51, S. 311–315, Nummern der Verse in runden Klammern vorangestellt):

(2–13) »Auf einem ... hochgelegenen Bergrücken, [der] mit Fruchtbäumen [bestanden und] knöcheltief mit Blüten übersät [war, und wo es] große, dichten Schatten [spendende] Bäume [gab], lebte früher ein schweigender, stolzer, überaus kluger Weiser namens Uddalaka, ein unbändiger Asket, [der] das Jugendalter [noch] nicht erreicht [hatte].«
(14) »Zunächst ... war er jemand, ... [der] mit [nur] geringem Verstand nachdachte, [für den] zur Ruhe gekommen zu sein ein unerreichter Zustand [war und der noch] kein voll erwachtes, heilvolles Denken [besaß].«
(15) »Dann kam durch Askese, durch [Selbst]zucht (niyama) gemäß den Lehrwerksinhalten [und] durch [Selbst]bändigung (yama) schrittweise das Urteilsvermögen zu ihm wie eine neue Jahreszeit zur Erde.«
(18) »Wann werde ich mit aufgegebener Denktätigkeit in der absolut heiligen Stätte endlich zur Ruhe gelangen wie eine Wolke auf dem Gipfel des Meru[berges]?«
(19) »Wann werden meine [latenten] Prägungen der Genüsse innerlich zur Ruhe kommen wie die mit sich hin und her bewegenden Wellen tosenden Wogen im Ozean?«
(38) »Der auf solche Weise ganz von Sorgen beherrschte Brahmane Uddalaka ließ sich jedoch immer wieder im Wald nieder [und] praktizierte [dann] die Übung der Versenkung.«
(39) »[Da sein] Denken aber, [das] zappelig wie ein Affe [war], von den Sinnesgegenständen gelenkt [wurde], erlangte er keine Freude bringende [dauerhafte] Grundlage für die Versenkung.«

Obwohl sich durch die Orientierung an den ethischen Richtlinien – *yama* und *niyama* sind die Glieder eins und zwei des Yoga – bereits ein gutes Urteilsvermögen in ihm gebildet hat, ist Uddalaka nicht in der Lage, sein Denken zu beherrschen. Er ist innerlich aufgewühlt wie ein unruhiges Meer, und seine Aufmerksamkeit ist noch immer durch die sinnliche Wahrnehmung von Gegenständen der äußeren Welt geleitet, die als Genüsse Prägungen in ihm hinterlassen haben und daher die Aufmerksamkeit auf sich ziehen.

Eine Wendung tritt erst ein, als er eine ideal gelegene Höhle entdeckt und sich dort niederlässt, um in der Meditation sein Denken und sein Ich radikal zu hinterfragen. Er ist nunmehr fest entschlossen, nicht länger den Genüssen hinterherzulaufen, alle Hoffnungen und Konzepte aufzugeben, denn das Denken sieht er als nutzlos und blind an, um die letzte Wahrheit zu erkennen. Die Sinne vergleicht er mit törichten Tieren – den Gesichtssinn mit einer Motte, die, vom Licht des Feuers angelockt, darin verbrennt, oder den Geschmack mit einem Fisch, der nur den Wurm, nicht aber den Haken sieht – und verurteilt sie scharf, weil sie das Ich-Bewusstsein unterstützen, das er als fundamentalen Irrtum und Illusion ansieht. Denn dieses Ich, so stellt er fest, ist bei genauer Betrachtung nirgends zu finden (Kapitel 52, S. 317–324):

> *(1) »Der rechtschaffene [Uddalaka] begab sich in diese Höhle … wie eine Biene in eine Lotusbehausung, [die erst] nach langem Umherschweifen erreicht [wurde].«*
> *(40) »Im elenden Körper [ist] dies hier das Fleisch, dies hier das Blut, diese hier [sind] die Knochen [und] diese hier die Atemwinde. Wer [könnte] hier als ich vorhanden [sein]?«*

(48) »Jedoch zu einem, [der] kein ›Ich‹ [hat], geworden, sage ich nämlich das [folgende], verweile oder bewege mich [in dem folgenden Gedanken]: durch das Schauen des Wesenskerns habe ich kein Ichbewußtsein [mehr].«
(54) »[...] woher kommt dieser tadelns[werte] Wahn [in Form des Gedankens]: ›Ich [bin es, der] das Schmackhafte genießt‹?«

Schließlich erreicht Uddalaka sein Ziel und wird eins mit seinem Wesenskern. Die Schilderung dessen, was er dabei erlebt, enthält typische Merkmale spiritueller Erfahrungen, die heute mit neuen Forschungsansätzen untersucht werden (siehe letztes Kapitel). Er erfährt große Glückseligkeit und Einheit mit allem (Kapitel 53, S. 330–337):

(25) »[Nachdem ich] endlich den Wahn des Ichbewußtseins von Grund auf vergessen [habe], verweile ich mit [meinem] wirklichen Wesen im Wesenskern wie der [leere] Raum im Herbst am [wolkenlosen] Herbsthimmel.«
(72) »Dort, wo der Wesenskern [ist, gibt es] kein Denken, keine Sinneskräfte, keine [latenten] Prägungen ...«
(78) »... Erfüllt-Sein, das wahrhafte Erhaben-Sein, das Anmutig-Sein, das Konzentriert-Sein auf eines, das Einssein mit allem, das Furchtlos-Sein, [...] Sein, in dem die Zergliederungsvorstellung der Dualität zugrunde gegangen [ist] ...«

Aufgrund seiner intensiven Selbstreflexion ist Uddalaka nun endlich in der Lage, ohne Ablenkungen durch die Sinne und seine Gedanken zu meditieren. Er benutzt hierzu das klassische Mantra OM, das aus den drei Lauten A, U und M zusammengesetzt ist. Diese Laute verbindet er mit den Phasen der Atmung: A – Ausatmen, U – Anhalten und M – Einatmen.

Vasishtha erzählt Rama, wie Uddalaka durch die Ausübung dieser Atemtechnik in Kombination mit muskulären Verschlüssen (bandhas) die Lebensenergie in den Kanälen des Körpers aktiviert (Kundalini), sein Denken völlig beherrscht und schließlich zum Ziel gelangt – einem dauerhaften Zustand des Erwacht-Seins und der Befreiung (Kapitel 54, S. 341–349):

> *(24) »Die aus Lebenselixier bestehenden Atem[winde] füllten seinen Körper an, wie die Fluten eines Flusses einen See [anfüllen oder] wie süße Säfte einen Baum.«*
> *(25) »Die entlang den Windungen [der Kundalini in] gewundenen [Bahnen] hervorgeströmten, eifrigen Atem[winde] füllten innerlich die [Kraft] Kundalini an wie [strömende] Wasser ein Flußbett.«*
> *(32) »Der schweigende [Weise] beruhigte die Schnelligkeit [seines] Ausatmens und Einatmens in [seinem] Mund …«*
> *(36) »Zurück hielt er dann aufgrund der Kontraktion des Afters die [Körper]winde in den neun [Körper]toren …« [Mund, zwei Nasenlöcher, zwei Ohren, zwei Augen, After und Harnröhre]*
> *(38) »Er besaß im Raum [seines] Herzens ein gebändigtes, [methodisch in seine Gewalt gebrachtes] Denken wie einen in Raserei befindlichen, mit List unter Kontrolle gebrachten Elefanten in einer Grube …«*
> *(56) »[Nachdem er jegliches] Denkobjekt losgeworden [war], gelangte [Uddalakas] reiner, [nur] Eines*

denkender Geist dann zur Gleichheit mit dem [allgemeinen] Geist ...«
(57) »Der erwachte [Uddalaka] wurde daraufhin zu dem das All [in sich] tragenden, großen, ausgebreiteten, reinen Raum des Geistes ...«
(58) »Dort erlangte er die große, von Wahrnehmungsobjekten und Wahrnehmungsakten freie Glückseligkeit ...«
(85) »Und als [schon] im Leben Befreiter verbrachte der Weise [sein] Leben nach Lust und Laune in Wäldern und Einsiedeleien von Weisen ...«
(89) »Seitdem war Uddalaka, auch [wenn er] sich [eigenen] Angelegenheiten widmete, in tiefer Versenkung, eins geworden mit der Wirklichkeit des Geistes.«

In einem späteren Kapitel erläutert Vasishtha auf Nachfrage von Rama nochmals den engen Zusammenhang zwischen Atmung und Denktätigkeit. Der Yoga strebe an, den Geist zur Ruhe zu bringen. Dies bedeute, dass die Funktionen des Denkens stillgelegt werden müssten. Da die Denkvorgänge auf Regungen der »inneren Atemwinde« beruhten, gelte es, Letztere zu hemmen (Kapitel 78, S. 493):

(9) [Frage von Rama] »Durch welches, wie beschaffene, mit Ausatmen und Einatmen verbundene Verfahren namens ›Befreiungspraxis‹ (yoga) gelangt das Denken zur [kognitiven] Ruhe, [die] unendliche Freude verschafft?«
(13) »Das auf die Konzeptualisierung von Vorstellungen gerichtete Bewußtsein, das aufgrund der Regung der inneren Atemwinde entsteht, kenne als ›Denken‹ ...«

(14) »Unter ›Regung‹ versteht [man] die Regung des Atems (prana). Ausschließlich aufgrund der Regung dieses [Atems stellen sich] Bewußtwerdungen [ein] wie Wellen, [die] aufgrund einer Regung des Wassers kreis[förmige] Strudelbewegungen hervorrufen.«
(15) »[…] [die] mit dem überlieferten Wissen geschmückt sind, bezeichnen das Denken als Regung des Atems (prana). [Ist] diese [Atemregung] unterdrückt worden, dürfte [zugleich] das Denken gewiß [kognitiv] zur Ruhe gekommen sein.«

Die sichtbare äußere Atmung geht aus dieser Sicht einher mit subtilen Energiebewegungen im Inneren, die dem Denken zugrunde liegen. Es handelt sich hierbei um eine durch Introspektion gewonnene Einsicht in Zusammenhänge, die durch aktuelle Forschungsergebnisse Unterstützung erfährt (siehe letztes Kapitel zu neuen Forschungsansätzen).

Die bewusste Atmung ist eine von mehreren Methoden des Yoga, die laut Vasishtha bei intensiver Einübung dazu geeignet sind, die inneren Atemregungen zu hemmen und damit das Denken stillzulegen. Er zählt unter anderem auf (Kapitel 78, S. 494–496, Nummern der Verse in runden Klammern nachgestellt):

- Leidenschaftslosigkeit, Übung, Versenkung (18, 19)
- Beständige Atemdisziplin der Einatmung, mit Versenkung (20)
- Vollständiges Ausatmen und Anhalten des Atems (22, 23)
- Fixierung des Blicks im Raum oder auf der Mitte der Stirn (26, 28)
- Bewusstsein des reinen Herzens (36)

Der Yoga bietet also ein ganzes Arsenal an meditativen Techniken, um die angestrebten Bewusstseinsveränderungen zu erreichen, und es bleibt dem Übenden überlassen, jene Methode zu wählen, die ihm am meisten zusagt. Dabei spielen sicherlich auch natürliche Veranlagungen eine Rolle, mit welchen Objekten der Meditation – auditiv/phonetisch, visuell/bildhaft oder körperbezogen (Atmung, Handhaltung, Herz etc.) – die Versenkung am leichtesten gelingt.

Einen besonderen Stellenwert misst Vasishtha bei seiner Aufzählung und Erläuterung dem Herzen bei, das er mit dem Bewusstsein selbst gleichsetzt. Die ganze Welt spiegle sich im Herzen. Die bewusste Ausrichtung auf ein geläutertes Herz führe ebenfalls zur Hemmung der Atemregungen und damit zur Beruhigung des Geistes (Kapitel 78, S. 496):

> *(33) »Das Herz …, [das] bloßes Bewußtsein [ist], gilt […] als erstrebenswert …«*
> *(34) »Dieses Herz [ist] die Grundlage dieser [Welt]; in diesem [Herzen] befindet sich diese [Welt]; dieses [Herz ist] der Spiegel der Gegenstände; dieses [Herz ist] der Behälter aller Glücksgüter.«*
> *(35) »Das Bewußtsein ausnahmslos aller Geschöpfe wird ›Herz‹ genannt …«*
> *36 »[Ist] deshalb das Denken auf das aus Bewußtsein gebildete, reine Herz hier ohne [latente] Prägungen mit Macht gerichtet worden, wird die Regung des Atems gehemmt.«*

Auch im *Yoga-Sutra* findet sich die Aussage, dass durch die meditative Sammlung auf das Herz »Erkenntnis des Bewusstseins« erlangt werde (Patanjali, 2010; Vers III.34).

Unsere persönlichen Erfahrungen bestätigen, dass die Meditation auf das Herz besonders starke positive Wirkungen hervorrufen kann. Betrachtet man die Erfahrungen von Meditierenden entlang einer Tiefendimension des Bewusstseins, wie sie von Piron (2003) beschrieben wurde, dann lassen sich fünf Tiefenbereiche unterscheiden:

1. Hindernisse: Unruhe, Langeweile, Motivations- und Konzentrationsprobleme
2. Entspannung: Wohlbefinden, ruhige Atmung, wachsende Geduld, Ruhe
3. Konzentration: Achtsamkeit, kein Anhaften an Gedanken, innere Mitte, Energiefeld, Leichtigkeit, Einsichten, Gleichmut, Frieden
4. Essenzielle Qualitäten: Klarheit, Wachheit, Liebe, Hingabe, Verbundenheit, Demut, Gnade, Dankbarkeit, Selbstakzeptanz
5. Nicht-Dualität: Gedankenstille, Einssein, Leerheit, Grenzenlosigkeit, Transzendenz von Subjekt und Objekt

Vor den tiefsten Erfahrungen der Gedankenstille und Einheit treten tiefgreifende emotionale Öffnungen auf, bezeichnet als »Essenzielle Qualitäten«. Begriffe wie Liebe, Hingabe, Verbundenheit, Dankbarkeit und Akzeptanz bezeichnen allesamt Qualitäten, die in der Regel mit dem Herzen assoziiert werden. Zur Entwicklung dieser Qualitäten gibt es im Yoga eigene Methoden, die wir Ihnen im Folgenden zusammen mit von uns persönlich praktizierten Übungen nahebringen möchten.

Das Herz und die Liebe

Vielleicht ist es Ihnen aufgefallen: In beiden Widmungen, die wir zu diesem Buch verfasst haben, wird die Bedeutung des Herzens in den Mittelpunkt gestellt. Die Atemtechniken, die im Trainingsprogramm vermittelt werden, zielen in erster Linie auf Entspannung und eine Förderung der Konzentration und Achtsamkeit ab. Damit wird der zweite und dritte Tiefenbereich meditativer Erfahrung angesprochen (siehe Tiefendimension des Bewusstseins nach Piron [2003] am Ende des vorherigen Abschnitts). Wenn Sie tiefer in die Praxis der Meditation einsteigen möchten, geht es nicht nur um Entspannung und Konzentration, sondern auch um die Entwicklung emotionaler Qualitäten, insbesondere um die Liebesfähigkeit.

Wenn wir Gefühle wie Liebe, Güte, Dankbarkeit, Mitgefühl und Großzügigkeit sprachlich ausdrücken, beziehen wir uns dabei meist auf das Herz, das als Ursprung und körperliches Zentrum dieser Gefühlsqualitäten wahrgenommen wird: Wir danken herzlich, lieben jemanden aus ganzem, vollstem, tiefstem Herzen und bezeichnen Menschen als großherzig und warmherzig, wenn sie ihren Mitmenschen gegenüber großzügig und mitfühlend sind.

Sie haben die Atmung bisher als Brücke zwischen Psyche und Körper kennengelernt und sie genutzt, um sich selbst insgesamt besser wahrzunehmen und zu steuern. In diesem Kapitel möchten wir Sie nun dazu einladen, mit Übungen zu experimentieren, die das Herz und die damit verbundenen Gefühle in den Mittelpunkt stellen. Es handelt sich dabei um Übungen, die wir selbst persönlich praktizieren und Ihnen daher jeweils in einem eigenen, namentlich gekennzeichneten Abschnitt vorstellen möchten.

Frieden, Liebe und Stille finden mit bewusstem Atmen (Ulrich Ott)

Mit dem bewussten Atmen haben Sie gelernt, Ihre Aufmerksamkeit nach innen zu lenken und so Ihre Bewusstheit für Empfindungen und Gefühle im Körper zu steigern. Diese Wahrnehmungen aus dem Körper, wie beispielsweise Wärme, Entspannung oder Ruhe, können Sie benennen, sobald sie spontan auftauchen; dies ist eine Technik der Meditation, die als »Labeling« bezeichnet wird. Sie können jedoch auch den umgekehrten Weg gehen – die Brücke zwischen Körper und Psyche ist keine Einbahnstraße – und Begriffe dazu nutzen, entsprechende Veränderungen im Körper herbeizuführen oder zu vertiefen; dieser Ansatz der Autosuggestion wird beispielsweise im autogenen Training verfolgt, indem Formeln dazu genutzt werden, Empfindungen der Wärme, Schwere oder Ruhe hervorzurufen.

In der nachfolgenden Übung werden Begriffe verwendet, um die Aufmerksamkeit gezielt auf bestimmte Empfindungsqualitäten im Körper auszurichten, sodass eine Art Gleichklang zwischen der körperlichen, seelischen und geistigen Ebene hergestellt wird. Der Begriff spiegelt die Empfindung wider und umgekehrt, ohne dass eindeutig der Körper oder der Geist als »Verursacher« identifiziert werden könnte.

Beginnen Sie mit einer vertieften Bauchatmung und wiederholen Sie dabei innerlich beim Ausatmen nacheinander jeweils einen der drei folgenden Begriffe für fünf Atemzüge: »Ruhe«, »Frieden«, »Loslassen«.

Welcher der drei Begriffe passt am besten zu den Empfindungen, die die tiefe Bauchatmung in Ihnen auslöst? Gibt es Unterschiede oder fühlen sich alle mehr oder weniger gleich an? Bei welchem Begriff ist die Wirkung am angenehmsten? Breitet sich Ruhe in Ihnen aus? Wo finden Sie inneren Frieden? Bemerken Sie beim Loslassen, dass sich muskuläre Spannungen im Körper lösen? Wiederholen Sie die Übung ein weiteres Mal, um diesen Fragen nachzugehen.

●

Der zweite Schritt der Übung besteht darin, dass Sie die Bauchatmung nun um eine verstärkte Brustatmung erweitern, sodass sich der Brustkorb merklich weitet. Die Aufmerksamkeit wandert zugleich im Rumpf weiter nach oben in die Region des Herzens. Wiederholen Sie wiederum nacheinander jeweils einzeln einen der folgenden drei Begriffe für jeweils fünf Atemzüge beim Ein- und/oder Ausatmen: »Offenheit«, »Akzeptieren/Annehmen«, »Liebe«.

●

Gelingt es Ihnen, mit dem Brustkorb Ihr Herz zu öffnen, also offen und weit werden zu lassen? Verändert sich Ihr Gefühl gegenüber sich selbst und zu Ihrer Umgebung? Können Sie akzeptieren, was Sie in diesem Moment wahrnehmen, Ihre aktuelle Situation und sich selbst so annehmen, wie Sie sind? Wie gut können Sie Ihr Herz spüren? Sind dort auch Gefühle der Liebe wahrnehmbar? Welche Dinge im Leben sind Ihnen wirklich wichtig? Mit wem sind Sie emotional tief verbunden? Wer wohnt sprichwörtlich in Ihrem Herzen? Gehen Sie diesen vertiefenden Fragen eine Weile nach, während Sie die bewusste Atmung in den Brustraum nutzen, um die Aufmerksamkeit auf Ihre Gefühle in der Herzregion zu richten.

Wo ist Ihre Liebe?

●

Falls Ihnen der Begriff der Liebe zu »groß« erscheint, können Sie alternativ auch »Wohlwollen« oder »liebevolle Güte« verwenden. Versuchen Sie diese Gefühle zunächst in Bezug auf sich selbst zu entwickeln. Erlauben Sie sich, eine wohlwollende, liebevolle Haltung zu sich selbst einzunehmen, besonders dann, wenn Sie zum Perfektionismus neigen und von Gefühlen der Scham, Schuld oder gar Minderwertigkeit geplagt werden. Wenn Sie sich selbst mögen, hat dies auch eine Wirkung darauf, wie Sie von anderen wahrgenommen werden. Üben Sie auch im Alltag, in Verbindung mit der bewussten Atmung in die Herzregion, Ihren Mitmenschen Offenheit, Akzeptanz, Wertschätzung, Wohlwollen und Liebe entgegenzubringen. Die Forschung zu entsprechenden Formen der Meditation zeigt, dass dadurch das eigene Wohlbefinden und die soziale Verbundenheit deutlich gesteigert werden können (Hutcherson et al., 2008).

Beim dritten Schritt der Übung atmen Sie weiterhin langsam und tief, richten Ihre Aufmerksamkeit nun jedoch auf die geistigen Vorgänge in Ihnen, auf Ihre Denkprozesse, auf die Bewusstheit im Inneren Ihres Kopfes. Versuchen Sie, anstelle von inneren Dialogen bzw. Monologen einen der folgenden drei Begriffe für einige Atemzüge zu wiederholen (wiederum einzeln nacheinander), bis sich die mit dem Wort ausgedrückte Qualität so klar und deutlich wie möglich einstellt: »Stille/still«, »Klarheit/klar«, »Freiheit/frei«.

●

Können Sie Ihre Gedanken auf diese Weise zur Ruhe bringen, sodass der jeweilige Begriff und die damit verbundene Qualität Sie ganz ausfüllt? Gibt es einen Begriff, der besser wirkt als die anderen? Werden Sie innerlich still und klar, wie ein See bei Windstille, ohne Wellenbewegungen? Wenn Sie nicht mehr mit Gedanken angefüllt sind, kann Ihnen das Bewusstsein selbst bewusst werden. Sie sind mehr in der Gegenwart, geistig präsent und achtsam gegenüber Ihrem inneren Erfahrungsraum. Experimentieren Sie ein weiteres Mal mit den Begriffen, um Ihre Bewusstheit und geistige Präsenz zu steigern.

●

Sie können die drei Elemente dieser Übung mit dem Fokus auf Bauch, Brust oder Kopf einzeln praktizieren und nutzen, um die jeweiligen Erfahrungen zu vertiefen. Mit etwas Übung wird es Ihnen immer leichter fallen, mithilfe der Begriffe den oben erwähnten inneren Gleichklang herzustellen. Dann können Sie in einem letzten Schritt eine Sequenz für sich finden, in der die drei Schritte der Übung miteinander verbunden werden. Das heißt, Sie können zum Beispiel mit Bauchatmung und »Frieden« beginnen, dann nach einiger Zeit die Brustatmung vertiefen und die Aufmerksamkeit vom Bauch in die Herzregion verlagern, während Sie innerlich »Liebe« wiederholen, um schließlich mit »Stille« den Kopf von Gedanken frei zu machen. Beenden Sie diese fortgeschrittene Übung damit, dass Sie für einige Atemzüge keinen Begriff mehr wiederholen, sondern in tatsächlicher Stille verweilen und nur bewusst atmen. Versuchen Sie dabei, die zuvor getrennt fokussierten Körperräume als einheitliches Ganzes wahrzunehmen.

Eine andere Möglichkeit, um die Aufmerksamkeit in den Bauch, die Brustregion und den Kopfbereich zu lenken und diese miteinander zu verbinden, stellt das Tönen dar. Im Atemtraining haben Sie bereits Erfahrungen mit »MA« sammeln können. Wenn Sie mit Ihrer Stimme den Vokal »A« produzieren, öffnet sich die Kehle ganz weit. Das erklärt auch die Aufforderung des Arztes bei Untersuchungen des Rachens, ein lang gezogenes »AH« zu produzieren. Wenn Sie aufrecht sitzend ein »A« intonieren, scheint der Ton tief aus dem Bauch zu kommen, weil die in der Lunge vibrierende Luftsäule das Zwerchfell in Schwingungen versetzt. Probieren Sie aus, wo Sie beim Tönen von »A« Vibrationen im Bauch wahrnehmen.

●

Als Nächstes prüfen Sie bitte, was sich verändert, wenn Sie das »A« in ein »U« übergehen lassen. Was passiert im Bereich der Kehle mit den Stimmbändern? Wie verändert sich die Resonanz im Körper?

●

Sie haben sicher bemerkt, dass sich beim Tönen des »U« nicht nur die Stimmbänder zusammenziehen, sondern auch der Unterkiefer nach vorne geschoben wird. Die Vibrationen im Körper haben sich vermutlich aus dem Bauchraum nach oben in den Bereich von Brust und Kehle verlagert. Vervollständigen Sie die Übung, indem Sie nun zuletzt noch den Mund schließen und ein »M« produzieren, das sich anhört wie das »mmh«, mit dem wir anzeigen, dass etwas wohlschmeckend ist. Wo spüren Sie nun die Vibrationen?

●

Beim Tönen von »M« bzw. »mmh« entstehen durch das Schließen der Lippen vor allem Vibrationen im Mundraum/Gaumen, die im ganzen Kopf zu Resonanzen führen können. Die Töne können dabei eine hypnotische Wirkung entfalten, bei der die Gedankentätigkeit wie gebannt wird und zur Ruhe kommt. Durch das lang gezogene Tönen wird außerdem die Atmung vertieft und das Ausatmen enorm verlängert. Das Verbinden von A, U und M bildet das bekannte Mantra »OM«, das häufig zu Beginn des Yoga-Unterrichts in der Gruppe intoniert wird, um die Aufmerksamkeit zu sammeln und das Bewusstsein von Alltagszusammenhängen zu lösen.

Sie können die beschriebenen meditativen Atemübungen nutzen, um Frieden, Liebe und Stille in sich zu erfahren. Ein wichtiger Schritt dorthin ist es, Ihre Gedankentätigkeit zu beobachten und zu »bändigen«, wie es in der Geschichte von Uddalaka (siehe Kapitel zum *Mokshopaya*) beschrieben wird. Ein Kennzeichen seines am Ende »befreiten Denkens« besteht darin, dass er Erwartungen und Bewertungen gänzlich aufgegeben hat: »[Sein] Interesse an sämtlichen Wünschen [ist] vergangen, [seine unterscheidenden] Konzeptualisierungen von Nützlichem und Schädlichem [sind] zur Ruhe gekommen …« (Kapitel 78, S. 498, Vers 53).

In einer viel zitierten Definition für Achtsamkeit ist dieser Aspekt des Nicht-Bewertens ebenfalls enthalten. Dort heißt es, Achtsamkeit sei:

»Die Bewusstheit, die dadurch entsteht, dass die Aufmerksamkeit absichtsvoll, im gegenwärtigen Moment, nicht-wertend auf die sich von Moment zu Moment entfaltende Erfahrung gerichtet wird« (Kabat-Zinn, 2003, S. 145, Übersetzung vom Verfasser).

Die Aufmerksamkeit wird nicht nur auf die Gegenwart gerichtet, zugleich wird auch das, was im Jetzt gegenwärtig ist, so akzeptiert, wie es ist, ohne es zu bewerten. Versuchen Sie nicht nur während der Übung des bewussten Atmens mit dem Begriff »Akzeptanz« oder »Annehmen« diese Haltung zu kultivieren, sondern beobachten Sie auch im Alltag, wie oft Sie Situationen und Personen verurteilen, bewerten, das heißt, als »gut« oder »schlecht« kategorisieren und kritisieren, anstatt sie so anzunehmen, wie sie sind. Durch die Diskrepanz zwischen »Ist«-Zustand und dem von Ihnen erwarteten oder gewünschten »Soll«-Zustand entstehen Spannungen und Aversionen, die einer konstruktiven Begegnung im Wege stehen können und häufig zu Frustrationen auf allen Seiten führen.

Sie können diese Übung auch jederzeit im Alltag anwenden, wenn Sie bemerken, dass Sie sich selbst oder andere Menschen negativ bzw. die Situation, in der Sie sich befinden, als unangenehm bewerten. Sobald dieser Gedanke in Ihnen auftaucht, nutzen Sie das bewusste Atmen in den Bauch, um Ruhe im Körper zu fühlen, die Bewertungen loszulassen und eine Haltung der Offenheit und Akzeptanz einzunehmen. So wird es Ihnen leichter fallen, das Jetzt anzunehmen und sich wohler zu fühlen.

Zu den essenziellen Qualitäten, die in tiefer Meditation erfahren werden, gehört auch das Gefühl der Dankbarkeit. Im ersten Schritt der Übung zum bewussten Atmen ist im Begriff des »Friedens« auch das Gefühl von Zufriedenheit enthalten. Wenn Sie zu den Menschen gehören, die von ständiger Unzufriedenheit geplagt sind, also nur das sehen, was Ihnen fehlt, und nicht das, was Sie haben oder sind, dann können Sie beim bewussten Atmen zusätzlich mit dem Begriff »Dankbarkeit« oder der Aussage »Ich bin dankbar (für Essen, Arbeit, Kleidung, Wohnung, Sonne, Freunde ...)« experimentieren, um ihre Grundhaltung zu ändern und mehr Zufriedenheit in Ihr Leben zu bringen.

HerzSelbstIntelligenz® (Janika Epe)

In vielen alten spirituellen Traditionen, gerade im Bereich des Yoga, werden die Wege zur Erkenntnis mithilfe eines »Gurus« beschritten, eines erfahrenen Meisters, der einem den Weg zeigt. Der Zugang zu einem höheren Bewusstsein bzw. zu seinem eigenen tieferen Selbst findet also durch die Hilfe oder Anwesenheit einer anderen Person statt.

Da durch die Wendung nach innen und die Öffnung eines anderen Zugangs zu sich und der Welt viel bei einem Menschen passieren kann, ist es an diesem Punkt wichtig, einen erfahrenen Ansprechpartner zu haben. Ein erfahrener Lehrer unterstützt einen auf dem Weg und vermittelt zu Beginn Methoden, zu einer anderen Form der Bewusstwerdung zu kommen.

Gleichzeitig leben wir auch in einer Zeit, in der es darum geht, in sich selbst Führung und Unterstützung zu finden und zu entwickeln. Die eigene innere Stimme kann und sollte wiederentdeckt werden und somit der innere »Herz-Guru« gefunden und nicht im Außen gesucht werden. In neueren Methoden wie der HerzSelbstIntelligenz® wird angenommen, dass jeder »Liebe ist« und mithilfe verschiedener Übungen und Techniken den Weg zum und mit dem Herzen finden und vertiefen kann.

●

Auch in unserem allgemeinen Sprachgebrauch zeigt sich, dass unser Herz etwas ist, was Gefühle, Taten und Erinnerungen in sich trägt. Wir gehen Dinge »beherzt« an, gerade wenn es etwas ist, das wir »aus vollem Herzen« tun möchten. »Herzensangelegenheiten« berühren uns, und wir können ihnen nach »Herzenslust« nachgehen. Auch »fassen wir uns ein Herz«, jemandem, der uns nahesteht, etwas zu berichten, was wir »auf dem Herzen« haben. Etwas, das uns »am Herzen liegt«, gehen wir an, auch wenn es vielleicht schwerfällt. »Das Herz hat seine Gründe, die der Verstand nicht kennt«, sagte schon der große Naturwissenschaftler und Philosoph Blaise Psascal *(Pensées IV, 277)*.

Das Herz übt einen großen Einfluss auf den gesamten Körper und auch auf unsere Umwelt aus. Dies zeigt sich unter anderem darin, dass das elektromagnetische Feld des Herzens das stärkste des gesamten Körpers ist. Die Stärke des elektrischen Feldes des Herzens, die Amplitude im EKG, ist etwa 60 Mal so hoch wie die Amplitude der Hirnströme in einem EEG (McCraty, 2004). Die magnetische Feld-Komponente des Herzens ist sogar 100 Mal stärker als die des Kopfes und reicht mehrere Meter über den eigenen Körper hinaus, wodurch sie auch Einfluss auf die unmittelbare Umgebung ausübt. Zum Beispiel konnte der Herzrhythmus einer Person in den Frequenzen der Hirnwellen einer in der Nähe stehenden Person festgestellt werden (McCraty, 2004).

Indem die Qualitäten des Herzens wie Wertschätzung und Mitgefühl entfaltet werden, ändert sich seine Schwingungsfrequenz, was einen Einfluss auf den gesamten Körper hat. Das vegetative Nervensystem kommt in Balance und die Herzratenvariabilität (HRV) steigt (McCraty, Atkinson & Tiller, 1995).

Die HerzSelbstIntelligenz® bietet viele Techniken, um die Qualitäten des Herzens zu entfalten und mit der Stimme des Herzens in Kontakt zu kommen. Die zugrunde liegenden Qualitäten, welche mit dem Herzen in Einklang sind und helfen, die innere Stimme wiederzufinden, sind zum Beispiel:

- Freudebewusstsein
- Ermächtigung zur Wahl
- Wahl
- Selbstständigkeit
- Akzeptanz und liebevolle Annahme
- Wertschätzung
- Dankbarkeit
- Vertrauen

Diese Werte in das eigene Leben zu integrieren, bedeutet, sich in Einklang mit dem Herzen zu begeben. Es ist ein Richtungswechsel, der einen weg von Äußerlichkeiten zu tieferen inneren Geheimnissen führt. Durch die Entwicklung dieser Qualitäten lernt man, die unendliche Intelligenz und Liebe als das eigene Selbst kennenzulernen.

Der erste Schritt hin zum Herzen und zu dem im »Selbst« enthaltenen Potenzial ist es, Kontakt zum eigenen körperlichen Herzen aufzubauen. Geben Sie sich Zeit und lassen Sie die Verbindung in ihrem eigenen Rhythmus entstehen.

Wichtig für die Übungen ist, dass es in den Prozessen mit dem Herzen nicht darum geht, sich etwas vorzustellen oder zu visualisieren, sondern wirklich zum körperlichen Herzen zu gehen, es wahrzunehmen und wertzuschätzen. Sie können die Verbindung nicht machen, sondern nur entstehen lassen.

Lassen Sie die folgende Übung auf sich wirken, und wenn es schwierig ist, die Sätze im Kopf zu behalten oder zwischendurch zu lesen, sprechen Sie sich die Übungen auf Ihr Handy oder ein Aufnahmegerät, und spielen Sie sie von dort ab. So können Sie Ihre Aufmerksamkeit vollständig nach innen wenden. Da es eine Instruktion ist, die Sie sich auch selbst geben können, ist sie in der »Du«-Form geschrieben.

Erlaube dir, dich bequem hinzusetzen, deine Augen zu schließen und einige Male tief ein- und auszuatmen.

> Wenn es für dich stimmig ist, wende deinen Fokus, deine Aufmerksamkeit von deinem Atem auf deine Herzgegend. Erlaube dir, diesen Bereich zu spüren. Vielleicht kannst du sogar deinen Herzschlag wahrnehmen. Wenn dies noch nicht möglich ist, kannst du deinen Puls auch am Handgelenk oder an der Halsschlagader erfühlen. Gib dir einen Moment Zeit, um dein körperliches Herz wahrzunehmen.

●

Vielleicht kannst du dir bewusst werden, dass dein Herz deine Lebensenergie durch deinen ganzen Körper pulsiert und dich in jedem Moment mit neuer Energie versorgt. Vielleicht kannst du auch Dankbarkeit dafür empfinden, dass dein Herz dies tut. Wenn ja, lade ich dich ein, dich deinem Herzen innerlich zuzuwenden, dich vor ihm zu verbeugen, es anzusprechen und zu sagen:

»Mein Herz, ich danke dir, dass du für mich pulsierst und dass du schon so lange und so viele Jahre gut für mich schlägst.«

Wenn du möchtest, wiederhole die Worte. Lass den Klang und die Schwingung der Worte für einen Moment wirken.

●

Wenn es für dich stimmig ist, lass in den Raum deines Herzens die Worte erklingen:

»Ich bin in Liebe gehalten. Mein Herz, du bist in Liebe gehalten.«

Lass auch hier den Klang und die Schwingung der Worte für einen Moment wirken.

Bleib mit deiner Aufmerksamkeit so lange dabei, wie es für dich stimmig ist, und beende die Übung in deiner Zeit.

●

In dieser Übung sind viele der Qualitäten umgesetzt, die den Kontakt zum Herzen vertiefen können. Sie haben gewählt, sich zuzuwenden, Sie haben Ihrem Herzen Dankbarkeit entgegengebracht und es in Liebe gehalten.

Durch das Praktizieren der Übung vertieft sich die Verbindung zum Herzen: Liebevolle Zuwendung, Wertschätzung und Dankbarkeit werden entwickelt und praktiziert. Das vermehrte Üben dieser Meditation hilft, diese Qualitäten bewusster zu machen, eine neue innere Einstellung zu finden und diese auch im Alltag umzusetzen.

Um diese Haltung zu vertiefen und das eigene Potenzial zu entfalten, ist die »liebevolle Annahme« ein wichtiger Schritt.

Vielleicht ist Ihnen bei der ersten Übung beim Nach-innen-Spüren etwas aufgefallen, was Ihnen in dem Moment nicht an sich gefallen hat. Vielleicht waren viele Gedanken da, die Sie nicht abschalten konnten, oder der gewählte Sitz war doch nicht bequem. Es kann auch gut möglich sein, dass es am Anfang nicht leicht ist, Kontakt zum eigenen Herzen aufzubauen und den Fokus zu halten. Um mit diesen Ablenkungen umzugehen, ist die liebevolle Annahme sehr wichtig. Es geht darum, auch Dinge anzunehmen, die Sie an sich nicht unbedingt mögen. Und wenn das gar nicht möglich ist, anzunehmen, dass in diesem Moment die Annahme noch nicht möglich ist. Dies ist ein sehr wichtiger Punkt. Wenn Sie sich zu dieser Annahme entschließen, bedeutet dies eine große Wertschätzung, die Sie sich selbst entgegenbringen. Sie wenden sich dem zu und lernen sich selbst kennen.

Fühlen Sie sich nun eingeladen, die folgende Übung zu praktizieren. Suchen Sie sich etwas aus, was Sie nicht besonders an sich mögen, und wenden Sie sich dem zu. Schauen Sie, ob Sie dies liebevoll annehmen können.

Erlaube dir, dich bequem hinzusetzen, die Augen zu schließen und ein paar tiefe, ruhige Atemzüge zu nehmen. Spüre für einen Moment zu deinem körperlichen Herzen. Kannst du seinen Puls wahrnehmen?

Wende dich nun etwas zu, was du nicht besonders an dir magst.

1. Beispiel: Wende dich deinem Körper, deinem Nacken zu, der sich angespannt anfühlt. Sprich ihn direkt an und sage: Es darf sein, dass du angespannt bist.
2. Beispiel: Wende dich deinem Kopf und den vielen Gedanken zu, die du dort wahrnimmst. Sprich sie direkt an und sage: Gedanken, ihr dürft da sein.

Wenn es für dich schwierig ist, das anzunehmen, versuche anzunehmen, dass es noch nicht möglich ist: Es darf noch schwierig für mich sein, das anzunehmen.

Wende dich anschließend noch mal deinem Herzen zu, versuche den Puls wahrzunehmen und lass die Worte in deinen Herzensraum erklingen: »Ich bin in Liebe gehalten.«

War es Ihnen möglich, einen Aspekt liebevoll anzunehmen? Wie hat es sich für Sie angefühlt? Haben Sie eine Veränderung wahrgenommen?

Es ist wichtig, zu lernen, sich selbst mit dem anzunehmen, was da ist, auch mit den Begrenzungen und Herausforderungen. Das, was ist, ist das, womit Sie umgehen dürfen. Versuchen Sie nicht, über etwas hinwegzugehen, sondern nehmen Sie an, wo Sie in diesem Moment stehen. Durch die liebevolle Annahme kann vorher festgehaltene Energie wieder ins Fließen kommen.

Dieser neue Weg, der Herzensweg, geht: 1. vom »Machen« zum »Erlauben«; 2. vom »Müssen« zum »Dürfen«; 3. vom »Kontrollieren« zum »Übergeben«; 4. vom »Halten« zum »Fließen« und 5. vom »Tun« zum »Sein«. »Sein« bedeutet in diesem Zusammenhang nicht Passivität, sondern bewusst und dadurch aktiv in jedem Moment zu sein und zu wählen.

Sie dürfen jetzt wählen, wie Sie sich den Dingen zuwenden wollen. Eine liebevolle Zuwendung zu sich selbst bringt aufbauende Energien zum Fließen: Probieren Sie es für sich aus! Durch die HerzSelbstIntelligenz® kann die Fähigkeit zu Liebe und Akzeptanz erwachen und Wärme, Dehnung und Licht in Ihren Körper und Ihr gesamtes System bringen.

Die HerzSelbstIntelligenz®, die Sie durch diese Übungen erfahren haben, ist eine Methode der transpersonalen Psychologie. Sie wurde von Menschen entwickelt und untersucht, die gleichzeitig Forscher und Praktizierende waren und die Techniken und Theorien durch eigene jahrelange Erfahrungen und Anwendungen mit einzelnen Personen und in Gruppen entwickelt und verfeinert haben. Sie haben entdeckt, dass das Herz liebevolle Zuwendung braucht, damit die Liebe, die im Herzen ist, zum Fließen kommen kann. Wenn dem Herzen mit Dankbarkeit und Wertschätzung begegnet wird, kann es sich öffnen, und es ist möglich, sich mit ihm anzufreunden. Durch

das Praktizieren der Techniken der HerzSelbstIntelligenz®
kommt Liebesenergie ins Fließen.

Diese Wahl, sich selbst zu begegnen, ist sehr stimmig in Verbindung mit dem Atem-Training, das in diesem Buch vermittelt wird. Sie lernen, Ihren Körper wertzuschätzen und in jedem Moment zu spüren, was er an Bewegung und Anpassung braucht.

Neue Forschungsansätze

Nach Kapiteln zur Einbettung der Atmung in das Gesamtsystem des Yoga und zu den von uns persönlich ausgeübten Meditationen, um Qualitäten des Herzens zu entwickeln, möchten wir nun abschließend in diesem Ausblick den Blick auf aktuelle Entwicklungen in verschiedenen Bereichen der Anwendung und Forschung richten.

Die Forschung zu Achtsamkeit, Meditation und Yoga verzeichnet weiterhin ein enormes Wachstum. Insbesondere das Programm »Stressbewältigung durch Achtsamkeit« (englisch *Mindfulness-based Stress Reduction*; MBSR) hat inzwischen seine Wirksamkeit bei körperlichen und seelischen Erkrankungen unter Beweis gestellt (Gotink et al., 2015). Es enthält auch Yoga-Übungen und nutzt als Einstieg in die Meditation das achtsame Atmen. In Deutschland werden MBSR-Kurse inzwischen in allen größeren Städten angeboten und häufig auch von den Krankenkassen bezuschusst (Suche über: http://www.mbsr-verband.de/).

Meditation und Yoga werden zudem in vielen Kliniken angeboten, insbesondere dort, wo ganzheitliche bzw.

Mind-Body-Medizin praktiziert wird. Exemplarisch sei hier auf die Kliniken für Naturheilkunde in Berlin (Immanuel-Krankenhaus, unter der Leitung von Prof. Michalsen, http://naturheilkunde.immanuel.de/home/) und in Essen (Leitung: Prof. Dobos; http://www.kliniken-essen-mitte.de/naturheilkunde) hingewiesen. Im Konzept der Mind-Body-Medizin bzw. der Ordnungstherapie ist die Atmung eine der Säulen der Behandlung neben Entspannung/Meditation, Ernährung und Bewegung (Dobos & Paul, 2011). Auch Sinnsuche und Spiritualität werden in der Psychotherapie in ihrer Bedeutung als Ressource für Heilung und seelische Gesundheit zunehmend ernst genommen (Utsch et al., 2014).

Die Erforschung ganzheitlicher Behandlungsansätze ist jedoch mit der Schwierigkeit konfrontiert, dass die Vielzahl der Komponenten nicht einzeln, sondern in Kombination zur Anwendung kommt, sodass eine einfache Zuordnung von Wirkungen zu bestimmten Elementen der Behandlung nicht ohne Weiteres möglich ist. Auch fehlt es oft noch an einer Standardisierung. Es existieren jedoch bereits Empfehlungen, wie beispielsweise Yoga-Kurse gestaltet werden sollten, wenn ihre Wirksamkeit als klinische Intervention untersucht werden soll (Sherman, 2012), sowie Modelle, die spezifische Wirkungen der einzelnen Elemente des Yoga postulieren (Gard et al., 2014; Schmalzl et al., 2015).

Abgesehen von Wirkungen meditativer Übungen auf Gesundheit, Persönlichkeit und Leistungsfähigkeit sind in den letzten Jahren vermehrt auch veränderte Bewusstseinszustände untersucht worden, die durch Meditation ausgelöst werden können (Travis, 2014; Wahbeh et al., 2018). Zustände der Transzendenz oder Non-Dualität werden in der wissenschaftlichen Forschung häufig mit dem Begriff »mystische Erfahrung« bezeichnet und können mit entsprechenden Skalen gemessen werden (MacLean et al., 2012). Die experimentelle Untersuchung dieser Erfahrungen ist besonders schwierig, weil sie bei Meditierenden nur selten auftreten und die Laborbedingungen – oder gar der Lärm im Magnetresonanztomografen – eine erhebliche Beeinträchtigung darstellen können (Ott, 2012).

Bei der experimentellen Forschung wird daher in jüngster Zeit auch vermehrt auf psychedelische Substanzen wie LSD oder Psilocybin zurückgegriffen, die auch in der Magnetröhre per Infusion appliziert werden können (Carhart-Harris et al., 2012). Es zeigen sich parallel zu den auftretenden Bewusstseinsveränderungen markante Veränderungen der Konnektivität (Verbundenheit) von zentralen Netzwerkknoten im Gehirn. In experimentellen Studien konnte gezeigt werden, dass unter optimal gestalteten Bedingungen durch psychedelische Substanzen ausgelöste mystische Erfahrungen langfristige, positive Wirkungen auf die Psyche haben (Griffiths et al., 2018), sodass zunehmend deren klinischer Einsatz diskutiert und erprobt wird. Auch die Wirkung von Psilocybin auf das Erleben von Meditierenden während eines mehrtägigen Seminars wurde vor Kurzem erstmals unter kontrollierten Bedingungen untersucht (Scheidegger et al., 2017).

Allerdings sind wir bisher noch weit davon entfernt, die im Zuge der Yoga-Praxis auftretenden Veränderungen des Bewusstseins und ihre physiologischen Grundlagen zu verstehen. Yoga hat als eine Form der systematischen Innenschau (»Introspektion«) zwar reichhaltige Beschreibungen der beobachteten Phänomene geliefert. Bisherige vereinzelte Versuche, im physischen Körper Entsprechungen für das beschriebene System aus Energiebahnen und -zentren (Chakras) zu identifizieren und einer Messung zugänglich zu machen, sind kaum überzeugend (Bentov, 1985; Motoyama & Brown, 1980).

Einzelne im Yoga beschriebene Phänomene, wie beispielsweise der Nasalzyklus und die unterschiedliche Wirkung der Atmung durch linkes und rechtes Nasenloch, wurden in wissenschaftlichen Studien bestätigt. Der vom Yoga postulierte enge Zusammenhang zwischen Atmung und Denkprozessen scheint sich ebenfalls zu bestätigen. Eine Arbeitsgruppe um Walter J. Freeman von der renommierten Berkeley-Universität hatte bereits in den Achtzigerjahren mit Befunden aus Tierversuchen Aufsehen erregt, nach denen sich im Moment des Einatmens im Riechkolben aus zunächst chaotischer elektrischer Aktivität ein Muster schneller Gamma-Aktivität bildet, das offenbar eng mit der Bewusstwerdung des Geruchs verbunden war (Skarda & Freeman, 1987).

Später entdeckte dieselbe Arbeitsgruppe auch im visuellen System eine rhythmische Modulation der Gamma-Aktivität, die sie in Analogie als »visuelles Schnüffeln« bezeichnete, und weitete es schließlich auf ein Modell der Modulation aller kognitiven Prozesse durch die Atmung aus (Heck et al., 2017; Varga & Heck, 2017). Zahlreiche Studien zeigen demnach, dass sensorische, motorische und kognitive Prozesse gleichermaßen durch den Rhythmus der Atmung deutlich beeinflusst werden. Die Modulation der Gamma-Aktivität vor allem in tieferen Hirnregionen ist allerdings an der Kopfhaut kaum noch messbar. Jüngst konnte jedoch bei Epilepsie-Patienten mit im Gehirn implantierten Elektroden beobachtet werden, dass bei achtsamer und bei geführter Atmung die Amplitude der Gamma-Aktivität in mehreren Hirnregionen tatsächlich sehr deutlich durch die Atmung moduliert wird. Diese Grundlagenforschung zeigt, dass die durch meditative Introspektion gewonnenen Aussagen eine Bestätigung durch physiologische Messungen erfahren können.

Ein weiterer neuer Forschungsansatz, der viel zur Aufklärung der physiologischen Korrelate von Bewusstseinsveränderungen beitragen kann, ist die sogenannte Neurophänomenologie. Hier wird der Versuch unternommen, die subjektiven Daten aus der Erste-Person-Perspektive (der Probandin / des Probanden) mit den objektiven Messdaten der Dritte-Person-Perspektive (des Forschenden) zeitlich so eng wie möglich zusammenzuführen, um sie aufeinander beziehen zu können (siehe Überblick und Referenzen zu Originalarbeiten im Artikel von Solomonova, 2017).

Der Forschungsansatz einer Kombination von Meditation und EEG-Biofeedback bietet hier die einzigartige Möglichkeit, dass subjektive und objektive Daten tatsächlich gleichzeitig in ein und derselben Person verfügbar sind und Zusammenhänge erkannt werden können, denn die Probandin / der Proband erhält eine unmittelbare auditive oder visuelle Darstellung von Messwerten seiner Gehirnaktivität während der Meditation (Brandmeyer & Delorme, 2013; van Lutterveld et al., 2017).

Durch den technologischen Fortschritt in Form von erschwinglichen, hochwertigen EEG-Verstärkern nebst Headsets aus dem 3-D-Drucker (http://openbci.com/) und »trockenen« Elektroden, die keine weitere Person zur Applikation benötigen, wird es zudem möglich, dass auch

Privatpersonen sich das erforderliche technische Know-how aneignen und ihre eigene Praxis von Meditation oder Atemtechniken mit EEG-Aufzeichnungen begleiten sowie mit EEG-Biofeedback unterstützen.

Es ist zu erwarten, dass sich in den kommenden Jahren Gemeinschaften von an Forschung interessierten Meditierenden über das Internet organisieren und auf Online-Plattformen Know-how, Erfahrungen und Messdaten miteinander austauschen werden. Moderne Ansätze zur systematischen Schulung in Meditation über mehrere Stufen (Yates et al., 2017; Young, 2016) könnten die Vergleichbarkeit der praktizierten Methoden gewährleisten. Auf diesem Weg könnten sich der akademischen Forschung neue Möglichkeiten zur Erhebung von Daten erschließen, in einem neuen Ansatz, bei dem die Forscher zugleich Praktizierende sind, wie dies bereits vor über dreißig Jahren von Vertretern der Transpersonalen Psychologie ins Auge gefasst wurde:

»Es könnte notwendig werden, neue Forschungsparadigmen […] zu entwickeln. Darin müsste der Experimentator zugleich Teilnehmer sein, eine Art ›Yogi/Wissenschaftler‹, der sowohl in den Verhaltenswissenschaften ausgebildet als auch in den Bewusstseinsdisziplinen geschult ist. Das ist zweifellos eine extrem anspruchsvolle Verfahrensweise, aber doch notwendig für ein wirklich tiefes Verstehen« (Walsh et al., 1985, S. 56).

LITERATUR

Achtsamkeit – kritischer Blick auf einen Trend. Vorlesungsreihe an der Universität Hamburg 2016/2017. Videomitschnitte der Vorträge online: https://lecture2go.uni-hamburg.de/l2go/-/get/v/20412

Ainsworth, Ben/Eddershaw, Rachael/Meron, Daniel/Baldwin, David S./Garner, Matthew: *The effect of focused attention and open monitoring meditation on attention network function in healthy volunteers*, in: *Psychiatry research*. Dezember 2013, Band 210, Heft 3, S. 1226–1231.

Anonymus Casmiriensis: *Mokṣopāya – Übersetzung, Teil 4. Das Fünfte Buch: Das Buch über das Zurruhekommen* (übersetzt von Roland Steiner), Wiesbaden 2014.

Badawi, K./Wallace, R. K./Orme-Johnson, D./Rouzere, A. M.: *Electrophysiologic characteristics of respiratory suspension periods occurring during the practice of the Transcendental Meditation Program*, in: *Psychosomatic medicine*. Mai-Juni 1984, Band 46, Heft 3, S. 267–276.

Bentov, Itzhak: *Auf der Spur des wilden Pendels. Abenteuer im Bewußtsein*, Reinbek 1985.

Bergomi, Claudia/Tschacher, Wolfgang/Kupper, Zeno: *Konstruktion und erste Validierung eines Fragebogens zur umfassenden Erfassung von Achtsamkeit*, in: *Diagnostica*. Juli 2014, Band 60, Heft 3, S. 111–125.

Boucsein, Wolfram: *Electrodermal activity*. 2. Ed., New York 2012.

Brandmeyer, Tracy/Delorme, Arnaud: *Meditation and neurofeedback*, in: *Frontiers in psychology*. Oktober 2013, Band 4, Artikel 688.

Brandmeyer, Tracy/Delorme, Arnaud: *Reduced mind wandering in experienced meditators and associated EEG correlates*, in: *Experimental brain research*. November 2016 (vor dem Druck online veröffentlicht).

Cahn, B. Rael/Polich, John: *Meditation states and traits*, in: *Psychological bulletin*. März 2006, Band 132, Heft 2, S. 180–211.

Carhart-Harris, Robin L./Erritzoe, David/Williams, Tim/Stone, James M./Reed, Laurence J./Colasanti, Alessandro/Tyacke, Robin J./Leech, Robert/Malizia, Andrea L./Murphy, Kevin/Hobden, Peter/Evans, John/ Feilding, Amanda/Wise, Richard G./Nutt, David J.: *Neural correlates of the psychedelic state as determined by fMRI studies with psilocybin*, in: *Proceedings of the National Academy of Sciences of the United States of America*. Februar 2012, Band 109, Heft 6, S. 2138–2143.

Craig, Arthur D. (Bud): *How do you feel – now? The anterior insula and human awareness*, in: *Nature reviews. Neuroscience*. Januar 2009, Band 10, Heft 1, S. 59–70.

Dobos, Gustav/Paul, Anna (Hrsg.): *Mind-Body-Medizin. Die moderne Ordnungstherapie in Theorie und Praxis*, München 2011.

Everly, George S./Lating, Jeffrey M.: *Voluntary control of respiration pattern*, in: George S. Everly/Jeffrey M. Lating (Hrsg.), *Clinical quide to the treatment of the human stress response* (S. 215–224). 2. Aufl., New York 2002.

Farrow, J. T./Hebert, J. R.: *Breath suspension during the transcendental meditation technique*, in: *Psychosomatic medicine*. Mai 1982, Band 44, Heft 2, S. 133–153.

Fliege, Herbert/Rose, Matthias/Arck, Petra/Levenstein, Susan/Klapp, Burghard F.: *Validierung des »Perceived Stress Questionnaire« (PSQ) an einer deutschen Stichprobe*, in: *Diagnostica*. Juli 2001, Band 47, Heft 3, S. 142–152.

Fonoberova, Maria/Mezić, Igor/Buckman, Jennifer F./Fonoberov, Vladimir A./Mezić, Adriana/Vaschillo, Evgeny G./Mun, Eun-Young/Vaschillo, Bronya/Bates, Marsha E.: *A computational physiology approach to personalized treatment models*, in: *American journal of physiology. Heart and circulatory physiology*. Oktober 2014, Band 307, Heft 7, S. H1073-H1091.

Fox, Kieran C. R./Nijeboer, Savannah/Dixon, Matthew L./Floman, James L./Ellamil, Melissa/Rumak, Samuel P./Sedlmeier, Peter/Christoff, Kalina: *Is meditation associated with altered brain structure? A systematic review and meta-analysis of morphometric neuroimaging in meditation practitioners*, in: *Neuroscience and biobehavioral reviews*. Juni 2014, Band 43, S. 48–73.

Frank, Renate (Hrsg.): *Therapieziel Wohlbefinden. Ressourcen aktivieren in der Psychotherapie*. 2. Aufl., Heidelberg 2011.

Gard, Tim/Noggle, Jessica J./Park, Crystal L./Vago, David R./Wilson, Angela: *Potential self-regulatory mechanisms of yoga for psychological health*, in: *Frontiers in human neuroscience*. September 2014, Band 8, Artikel 770.

Gotink, Rinske A./Chu, Paula/Busschbach, Jan J. V./Benson, Herbert/Fricchione, Gregory L./Hunink, M. G. Myriam: *Standardised mindfulness-based interventions in healthcare*, in: *PloS one*. April 2015, Band 10, Heft 4, Artikel e0124344.

Greenwell, Bonnie: *Kundalini. Erfahrungen mit der geheimnisvollen Urkraft der Erleuchtung*, Bergisch Gladbach 2000.

Griffiths, Roland R./Johnson, Matthew W./Richards, William A./Richards, Brian D./Jesse, Robert/MacLean, Katherine A./Barrett, Frederick S./Cosimano, Mary P./Klinedinst, Maggie A.: *Psilocybin-occasioned mystical-type experience in combination with meditation and other spiritual practices produces enduring positive changes in psychological functioning and in trait measures of prosocial attitudes and behaviors*, in: *Journal of psychopharmacology (Oxford, England)*. Januar 2018, Band 32, Heft 1, S. 49–69.

Heck, Detlef H./McAfee, Samuel S./Liu, Yu/Babajani-Feremi, Abbas/Rezaie, Roozbeh/Freeman, Walter J./Wheless, James W./Papanicolaou, Andrew C./Ruszinkó, Miklós/Sokolov, Yury/Kozma, Robert: *Breathing as a Fundamental Rhythm of Brain Function*, in: *Frontiers in neural circuits*. Januar 2017, Band 10, Artikel 115.

Heise, Liane: *Das Kundalini-Phänomen und andere vegetativ-energetische Störungen*, in: Liane Hofmann/

Patrizia Heise (Hrsg.), *Spiritualität und spirituelle Krisen. Handbuch zu Theorie, Forschung und Praxis* (S. 216–232). Stuttgart 2017.

Herrero, Jose L./Khuvis, Simon/Yeagle, Erin/Cerf, Moran/Mehta, Ashesh D.: *Breathing above the brain stem*, in: *Journal of neurophysiology*. Januar 2018, Band 119, Heft 1, S. 145–159.

Herrmann, Jörg M./Radvila, Andreas: *Serie: Funktionelle Störungen – Funktionelle Atemstörungen – Das Hyperventilationssyndrom*, in: *Dtsch Arztebl International*. März 1999, Band 96, Heft 11, S. A-694–A-697.

Hutcherson, Cendri A./Seppala, Emma M./Gross, James J.: *Loving-kindness meditation increases social connectedness*, in: *Emotion (Washington, D.C.)*. 2008, Band 8, Heft 5, S. 720–724.

Iyengar, Bellur Krishnamachar Sundararaja: *Licht auf Pranayama*. 2. Aufl., Bern 1992.

Jerath, Ravinder/Crawford, Molly W./Barnes, Vernon A./Harden, Kyler: *Self-regulation of breathing as a primary treatment for anxiety*, in: *Applied psychophysiology and biofeedback*. Juni 2015, Band 40, Heft 2, S. 107–115.

Jo, Han-Gue/Schmidt, Stefan/Inacker, Elisa/Markowiak, Michael/Hinterberger, Thilo: *Meditation and attention*, in: *International journal of psychophysiology: official journal of the International Organization of Psychophysiology*. Januar 2016, Band 99, S. 33–39.

Jonckheere, J. de/Ibarissene, I./Flocteil, M./Logier, R.: *A smartphone based cardiac coherence biofeedback system*, in: *Conference proceedings: Annual International Conference of the IEEE Engineering in Medicine and Biology Society. IEEE Engineering in Medicine and Biology Society. Annual Conference*. August 2014, Band 2014, S. 4791–4794.

Kabat-Zinn, Jon: Mindfulness-Based Interventions in Context:
Past, Present, and Future, in: Clinical Psychology: Science and Practice, Juni 2003, Band 10, Heft 2, S. 144–156.

Kahana-Zweig, Roni/Geva-Sagiv, Maya/Weissbrod, Aharon/Secundo, Lavi/Soroker, Nachum/Sobel, Noam: *Measuring and Characterizing the Human Nasal Cycle*, in: *PloS one*. Oktober 2016, Band 11, Heft 10, Artikel e0162918.

Kalawski, Juan Pablo: *Using Alba Emoting to work with emotions in psychotherapy*, in: *Clinical psychology & psychotherapy*. März-April 2013, Band 20, Heft 2, S. 180–187.

Lehrer, P. M./Vaschillo, E./Vaschillo, B.: *Resonant frequency biofeedback training to increase cardiac variability*, in: *Applied psychophysiology and biofeedback*. September 2000, Band 25, Heft 3, S. 177–191.

Lomas, Tim/Ivtzan, Itai/Fu, Cynthia H. Y.: *A systematic review of the neurophysiology of mindfulness on EEG oscillations*, in: *Neuroscience and biobehavioral reviews*. Oktober 2015, Band 57, S. 401–410.

Luders, Eileen/Clark, Kristi/Narr, Katherine L./Toga, Arthur W.: *Enhanced brain connectivity in long-term meditation practitioners*, in: *NeuroImage*. August 2011, Band 57, Heft 4, S. 1308–1316.

Maclean, Katherine A./Leoutsakos, Jeannie-Marie S./ Johnson, Matthew W./Griffiths, Roland R.: *Factor Analysis of the Mystical Experience Questionnaire*, in: *Journal for the scientific study of religion*. Dezember 2012, Band 51, Heft 4, S. 721–737.

McCraty, Rollin: *The energetic heart: bioelectromagnetic communication within and between people*, in: Paul J. Rosch and Marko S. Markov (Hrsg.): *Clinical applications of bioelectromagnetic medicine* (S. 541–562), New York 2004.

McCraty, Rollin/Atkinson, Mike/Tiller, William A.: *New electrophysiological correlates associated with intentional heart focus*, in *Subtle Energies*, 1993, Band 4, Heft 3, S. 251–262.

Meditation und Wissenschaft: Kongressreihe in Berlin. Themenschwerpunkt 2016: *Meditation & Wirklichkeit. Macht, Zweck, Sinn*. Themenschwerpunkt 2018: *Meditation zwischen Abgrund und Nirvana. Selbst-Optimierung für eine neue Welt?* Website des Kongresses: http://www.meditation-wissenschaft.org/

Mokṣopāya-Projekt, Website: http://adwm.indologie.uni-halle.de/moksopaya.htm, Arbeitsstelle der Akademie der Wissenschaften und der Literatur Mainz, an der Martin-Luther-Universität Halle-Wittenberg, 2005.

Motoyama, Hiroshi/Brown, Rade: *Chakra-Physiologie. Die subtilen Organe des Körpers und die Chakra-Maschine*, Freiburg im Breisgau 1980.

Nivethitha, L./Mooventhan, A./Manjunath, N. K.: *Effects of various pranayama on cardiovascular and autonomic variables*, in: *Ancient science of life*. Oktober-Dezember 2016, Band 36, Heft 2, S. 72–77.

Ott, Ulrich: *Meditation für Skeptiker. Ein Neurowissenschaftler erklärt den Weg zum Selbst*, München 2010.

Ott, Ulrich: *Psychophysiologie veränderter Bewusstseinszustände – Studien mit funktioneller Magnetresonanztomographie*, in: Wolfgang Ambach (Hrsg.), *Experimentelle Psychophysiologie in Grenzgebieten* (S. 79-95), Würzburg 2012.

Ott, Ulrich: *Selbstregulation und Ich-Auflösung durch Meditation: neuronale Korrelate*. Vortrag an der Universität Magdeburg. Juni 2017. Videomitschnitt online: http://www.selbstkonzepte.info/

Ott, Ulrich: *Yoga für Skeptiker. Ein Neurowissenschaftler erklärt die uralte Weisheitslehre*, München 2013.

Patañjali: *Die Wurzeln des Yoga. Die Yoga-*Sūtren *des Patañjali mit einem Kommentar von P. Y. Deshpande.* Mit einer neuen Übertragung der *Sūtren* aus dem Sanskrit, herausgegeben von Bettina Bäumer. Neuausgabe, München 2010.

Price, Annie/Eccles, Ron: *Nasal airflow and brain activity*, in: *The Journal of laryngology and otology*. September 2016, Band 130, Heft 9, S. 794–799.

Rueffler, Margret: *Durchs Herz zur Seele. Vom alten Paradigma ins neue*. Petersberg 1998.

Saoji, Apar Avinash/Raghavendra, B. R./Manjunath, N. K.: *Effects of yogic breath regulation*, in: *Journal of Ayurveda and integrative medicine*. Januar 2018 (vor dem Druck online veröffentlicht).

Sassinek, Torsten: *Effekte lang anhaltender, willkürlicher Hyperventilation auf Blutgase, Hirnperfusion und Bewusstsein: Eine funktionelle Magnetresonanztomographie-Studie mit Arterial-Spin-Labeling-Technik*. Doktorarbeit, Justus-Liebig-Universität Gießen 2011. Online: http://geb.uni-giessen.de/geb/volltexte/2011/8055/

Scheidegger, Milan/Smigielski, Lukasz/Kometer, Michael/Krähenmann, Rainer/Huber, Theodor/Vollenweider, Franz X.: *Psilocybin enhances mindfulness-related capabilities in a meditation retreat setting: a double-blind placebo-controlled fMRI study*. Vortrag auf der Konferenz *Psychedelic Science*, April 2017, Oakland, Kalifornien, USA. Videomitschnitt online: http://psychedelicscience.org/conference/interdisciplinary/psilocybin-enhances-mindfulness-related-capabilities-in-a-meditation-retreat-setting-a-double-blind-placebo-controlled-fmri-study

Schmalzl, Laura/Powers, Chivon/Henje Blom, Eva: *Neurophysiological and neurocognitive mechanisms underlying the effects of yoga-based practices*, in: *Frontiers in human neuroscience*. Mai 2015, Band 9, Artikel 235.

Schmidt, Robert F./Lang, Florian/Heckmann, Manfred (Hrsg.): *Physiologie des Menschen*. (31., überarbeitete und aktualisierte Auflage), Heidelberg 2010.

Schneider, Glen: *Zehn Atemzüge zum Glück*. Bielefeld 2016.

Sedlmeier. Peter: *Die Kraft der Meditation. Was die Wissenschaft darüber weiß*. Reinbek 2016.

Sherman, Karen J.: *Guidelines for developing yoga interventions for randomized trials*, in: *Evidence-based complementary and alternative medicine: eCAM*. 2012, Band 2012, Artikel 143271.

Skarda, Christine A./Freeman, Walter J.: How brains make chaos in order to make sense of the *world*, in: *Behavioral and Brain Sciences*. 1987, Band 10, Heft 02, S. 161–195.

Solomonova, Elizaveta: *First-person experience and yoga research*, in: *Frontiers in human neuroscience*. Februar 2015, Band 9, Artikel 85.

Song, Hye-Sue/Lehrer, Paul M.: *The effects of specific respiratory rates on heart rate and heart rate variability*, in: *Applied psychophysiology and biofeedback*. März 2003, Band 28, Heft 1, S. 13–23.

Stancak, A., J. R./Kuna, Michal: *EEG changes during forced alternate nostril breathing*, in: *International Journal of Psychophysiology*, Oktober 1994, Band 18, Heft 1, S. 75–79.

Stancak, A., J. R./Kuna, M./Srinivasan/Dostalek, C./ Vishnudevananda, S.: *Kapalabhati – yogic cleansing exercise. II. EEG topography analysis*, in: *Homeostasis in health and disease: international journal devoted to integrative brain functions and homeostatic systems.* 1991, Band 33, Heft 4, S. 182–189.

Stancak, A., J.R./Pfeffer, D./Hrudova, L./Sovka, P./ Dostalek, C.: *Electroencephalographic correlates of paced breathing*, in: *Neuroreport.* Juni 1993, Band 4, Heft 6, S. 723–726.

Svatmarama, Swami: *Hatha-Yoga* Pradipikā. *Die Leuchte des Hatha-Yoga.* Hamburg 2009.

Telles, Shirley/Verma, Sadhana/Sharma, Sachin Kumar/ Gupta, Ram Kumar/Balkrishna, Acharya: *Alternate-Nostril Yoga Breathing Reduced Blood Pressure While Increasing Performance in a Vigilance Test*, in: *Medical science monitor basic research.* Dezember 2017, Band 23, S. 392–398.

Thich Nhat Hanh: *Das Wunder des bewussten Atmens.* Bielefeld 2016.

Thomas, Cibu/Baker, Chris I.: *Teaching an adult brain new tricks*, in: *NeuroImage.* Juni 2013, Band 73, S. 225–236.

Travis, Frederick: *Transcendental experiences during meditation practice*, in: *Annals of the New York Academy of Sciences.* Januar 2014, Band 1307, S. 1–8.

Trökes, Anna: *Prāṇāyāma. Studienbegleitung in der Yogalehrausbildung* (zusammengestellt im Auftrag des BDY). Erweiterte und überarbeitete Neuauflage, Göttingen 2004.

Trökes, Anna: *Yoga für Fortgeschrittene*. 3. Auflage, München 2015.

Tsai, Min-Hui/Chou, Wei-Lun: *Attentional orienting and executive control are affected by different types of meditation practice*, in: *Consciousness and cognition*. November 2016, Band 46, S. 110–126.

Utsch, Michael/Bonelli, Raphael M./Pfeifer, Samuel: *Psychotherapie und Spiritualität. Mit existenziellen Konflikten und Transzendenzfragen professionell umgehen*, Berlin 2014.

van Lutterveld, Remko/Houlihan, Sean D./Pal, Prasanta/Sacchet, Matthew D./McFarlane-Blake, Cinque/Patel, Payal R./Sullivan, John S./Ossadtchi, Alex/Druker, Susan/Bauer, Clemens/Brewer, Judson A.: *Source-space EEG neurofeedback links subjective experience with brain activity during effortless awareness meditation*, in: *NeuroImage*. Mai 2017, Band 151, S. 117–127.

Varga, Somogy/Heck, Detlef H.: *Rhythms of the body, rhythms of the brain: respiration, neural oscillations, and embodied cognition*, in: *Consciousness and cognition*. November 2017, Band 56, S. 77–90.

Villemure, Chantal/Čeko, Marta/Cotton, Valerie A./Bushnell, M. Catherine: *Neuroprotective effects of yoga practice*, in: *Frontiers in human neuroscience*. Mai 2015, Band 9, Artikel 281.

Wahbeh, Helane/Sagher, Amira/Back, Wallis/Pundhir, Pooja/Travis, Frederick: *A Systematic Review of Transcendent States Across Meditation and Contemplative*

Traditions, in: *Explore (New York, N.Y.)*. Januar–Februar 2018, Band 14, Heft 1, S. 19–35.

Walsh, Roger N./Elgin, Duane/Vaughan, Frances/Wilber, Ken: *Paradigmen im Zusammenstoß*, in: Roger N. Walsh/Frances Vaughan: *Psychologie in der Wende* (S. 38–57), München 1985.

Weaver, Bruce/Bedard, Michel/McAuliffe, Jim: *Evaluation of a 10-minute version of the Attention Network Test*, in: *The Clinical neuropsychologist*. November 2013, Band 27, Heft 8, S. 1281–1299.

Yates, John/Immergut, Matthew/Graves, Jeremy: *The mind illuminated: a complete meditation guide integrating Buddhist wisdom and brain science for greater mindfulness*, New York 2017.

Young, Shinzen: *Science of Enlightenment*. Louisville 2016.

Abbildungsverzeichnis der Yoga-Übungen

Verzeichnis der Module

* Videoanleitung zur Wiederholung und Vertiefung auf der Website zum Buch

Verzeichnis der wissenschaftlichen Grafiken